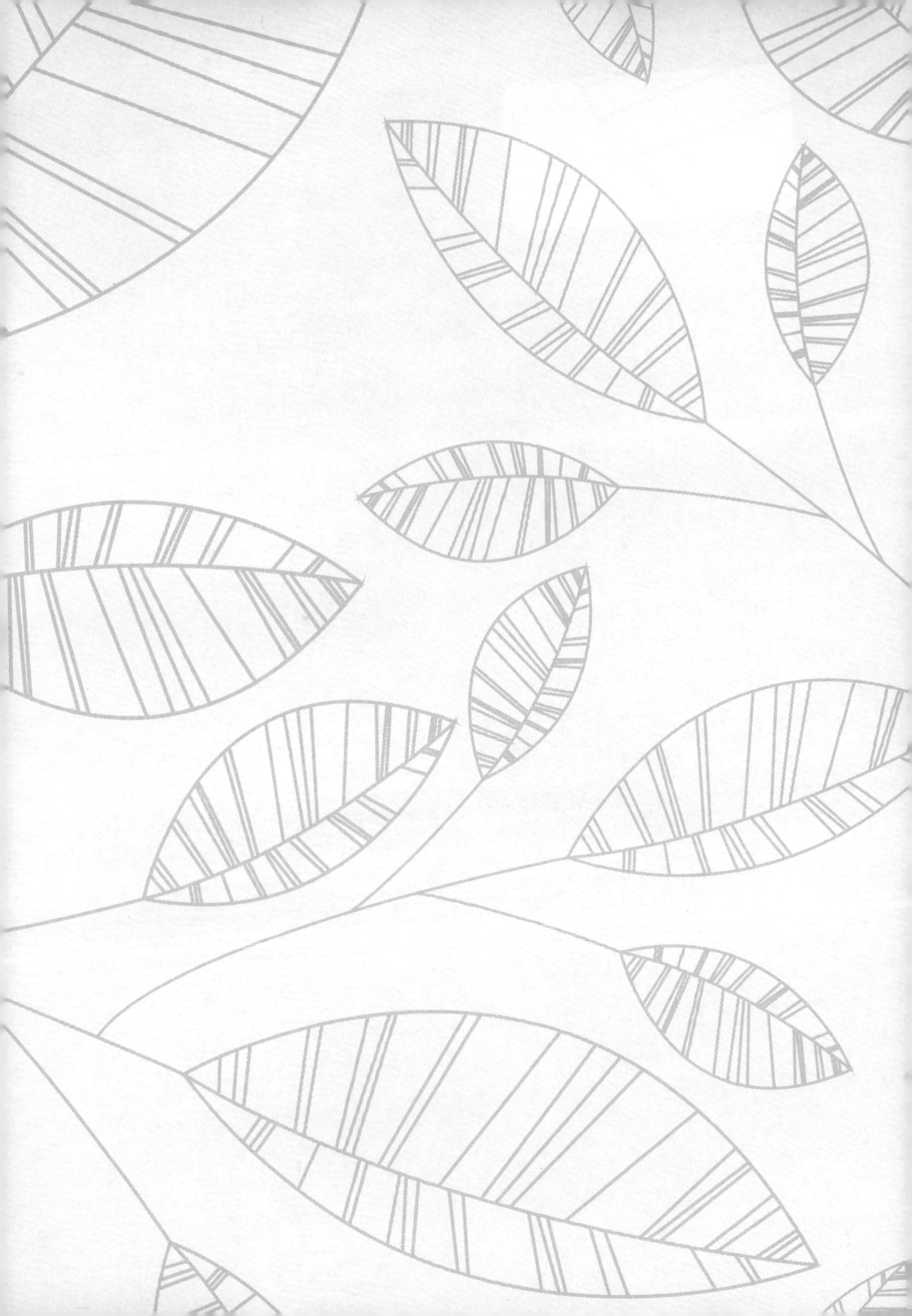

打造不生病的好個性

concept of the five elements

你最想知道的五行人格算病書

推薦序

識性識病

陳俊良

收到作者張老師來函要我幫忙寫推薦序，且說只要推薦作者不用推薦這本書，著實讓我又納悶又困擾，旋即回覆他說我第一次碰到如此人書分離的推薦，很奇特。

更何況可能會需要介紹我曾經擔任前伊甸基金會董事長的經歷或頭銜，至少必須給我本書的大綱目錄參考判斷，有無業務關聯性才能答應呀！畢竟這件事或多或少會涉及到社會公信！

於是張老師補寄給我本書本書的電子檔，且告知本書屬自然醫學的領域，而且是用中國的五行理論來分類，唯恐我因推薦此書而得罪一些牧師或教會兄弟姐妹，這樣就不好了，所以他才會說只要推薦他的人就好！

他曾任伊甸基金會按摩中心指導老師，十年來我和內人經朋友介紹接受張老師的印度瑜伽深度推拿，敬業、樂業、熱心公益、濟世助人是我們對他的共同印象，平常雖曾聽他談及什麼個性的人大致會什麼病，因為沒甚麼時間深入探討，直到如今先睹為快本書八萬多個字之後才稍有瞭解！

他說一般人對五行的觀念就是奇門遁甲，尤其是跟牧師（除了淡水的呂牧師例外）或基督徒說五行，比較保守的就會皺眉頭，因為五行很容易和道教的神鬼連上關係，其實不論中醫、中哲、中玄、中巫多少都涉及五行的哲學概念。本書的目的是要讓大家容易瞭解臟腑和五行人格的關係，五行相生相剋的人際關係等等。

譬如說古今中外認為黃金代表真理，五行也以金型人的個性象徵最在乎公平正義的人，所以他開宗明義在本書前言寫到，俗語說：「一種米養百樣人。」老祖先的分類把人分成五種，分別是木、火、土、金、水。

其區別是依據每個人執著或在乎的東西不一樣來分，不同的執著就會產生不同的人生觀，也就培養出不同的專長；而在乎的東西不同，喜歡和討厭的東西也會不同，在得失成敗好惡之間便會產生不同的情緒。

每種情緒都有所屬標的器官，好的情緒會使該器官的機能上升，不好的情緒則會使該器官的機能下降。就拿胃而言，當我們沒有辦法消化我們的生活經驗時，胃就沒辦法消化我們吃下去的食物，就會產生胃痛和脹氣的情形。

他又舉例「得意忘形」，就是說人一高興會很有衝勁，同時也很容易打亂規範；火就像想做的事，金就是規範，他分析觀察我是火型人，而內人則是金型人，他認為我對自己信心十足，但對於一些小事通常就會不拘小節，內人則是一定要照規矩計畫走才會安心不緊張的人，所以我們夫妻兩個共事（室）正好互補互斥，相生相剋，這也是內人容易緊張而腸胃不適的原因之一！（我真是罪過呀！我不殺伯仁，伯仁卻為我而死）。

此外，他又認為榮神益人是我人生最重要的事，正面的火型人就是光照和溫暖；負面的火型人就是脾氣大、疑心重，我回覆說怪不得我很容易火大，卻也在伊甸金會服務一做就是三十年，確實是有點道理！他順勢安慰我說我為上帝做事向來都很急，不急伊甸也帶不起來，也無法扛起董事長或執行長的重責大任！

總之他認為參考本書做做測驗就可以知道自己是哪一型了！他說像我這樣的火型人動力十足，是天生的火車頭，很有概念和理念，熱忱一起，就會衝衝衝，不喜歡別人反對自己的意見，當下不容易心甘情願的妥協；反之，金型人是規矩人，做起事情來標準很高。火型人比較不拘小節，大方向對就好，但金型人則是該怎麼做就怎麼做，一切都要照規定來，不容許有任何小節的誤差，如果一切沒有在計畫中就會十分緊張。

所以說五行就是對事物的分類，就像火型人行動火，個性火，言行都火；木型人則是言行思考都木；土型人重實際；金行人重規範和公平；水型人重感覺，這都是中哲畫分人的大數法則。

五行和生肖不同，是老祖先依照天理分類出的法則，因為中醫的源頭是《黃帝內經》，也可說是黃帝的統計學吧！至於測驗則是他自己依據理論寫的，在寫之前他心理都有底，主要是參考中國大陸王鳳儀的講病學和《黃帝內經》，是目前他認為最好的五行版本，對於識人、識性、識好、識惡、識能、識缺、識病的精準度約有六至九成，尤其是王鳳儀這套講病學歸納病例不下萬件，已經幫助了很多人。

我認為做測驗就知道自己是那一行很像西洋心理測驗學派的統計分析法，他的測驗如果能加上信度效度的檢視就更有現代社會科學的證據了，很多事務經年累月之後總能殊途同歸、科際整合吧！

陳俊良

■現任：伊甸基金會顧問

■曾任伊甸經歷：

・第一、二、三、五、六、七、九、十屆董事　・第四屆董事長

・第八屆常務董事　・第九屆執行長兼策略長

■社會經歷：

台北社會福利聯盟理事（副理事長）。台北室勞工局身心障礙福利專戶管理委員會第一屆及第四屆委員。中華民國台北市就業歧視評議會委員。中華民國殘障聯盟第二、三、四屆副理事長。財團法人創世基金會董事。財團法人陽光基金會創會董事、常務董事、監察人。財團法人基督教勵友中心總幹事。

推薦序

照護情緒百病除

黃鼎殷

我跟名欽認識甚早，約西元一九九三年之時，我因為在台灣大學創辦了一個儒（學）社，跟政大的繹如社有交流，他雖不是政大的學生，但因該社指導老師鄭錠堅而認識了他。之後，我在馬偕教學醫學中心家庭醫學科的訓練完成之後，開設了一間九觀診所，那時他受我之邀，來我診所擔任總民療師，施行民俗保健，並且教導其他新進的民療師手技與醫理。而之後診所轉型，也就較少交流來往。

算起來，我們可以說是同門的師兄弟，他的老師是鄭錠堅老師，老師的老師是王鎮華老師；而我的老師也就是王鎮華老師。王鎮華老師是台灣早年辦書院的先驅者之一，若溯源，王鎮華老師也就是人稱「王爺」的愛新覺羅毓鋆的學生。總之，就是儒門子弟。

說了這些，好像無關，但是，確實是大大地與此書有關。目前，所謂的保健養生不脫怎麼吃？怎麼運動？怎麼排毒？怎麼補充營養……等，較生理層面的經驗匯集成書或理論，但是，坊間對於情緒與個性如何影響健康，如何造成疾病的經驗與論述太少。情緒與個性會造成疾病嗎？我總計四百四十場的演講中，我常常接連問了幾個問題：

1.情緒會不會造成疾病？

2.情緒不好造成治癒的速度變慢或好不了？

3.現在的醫師與醫院有沒有照顧我們的情緒？

我四百四十場的聽眾之中，至少百分之九十的人的答案：1.會2.會3.沒有。換句話說，我們現今醫療沒有照顧我們的情緒，也無從解決情緒與個性造成的疾病。而這種全國性的醫療保健上缺失，卻不是什麼高深與新進的醫理，早在一千五百年前的《黃帝內經》就清楚地說了：情志（就是七情：喜怒憂思悲恐驚）不調會導致疾病；還有，七情與五臟六腑運作的關係。那麼，為什麼我們的醫療會走上這種不重情緒個性與疾病之間的關係的偏差呢？思考下來，不得不說是從醫者迷失在西方偏唯物的醫學理論、架構與技術的影響之中。

「這個世界的真理之間的衝突往往不是哪個不對，而且任一個都不夠。」——王鎮華先生

是的，西方醫學沒有錯，中醫也沒有錯，就是各有各的擅長，各有各的不足。我們現今的醫療不是西方醫學的不對，而是我們忽略了西方醫學不足所造成的醫療浪費的現象。敝人從醫至今，也同許多的醫者、醫師一樣，許多的病人他們需要的不是藥，而是聆聽、同理、被瞭解關愛的需求。如果這些病人的心理需求被滿足了，就可以省去多少的門診、檢查、檢驗、開藥，甚至開刀。舉一個美國的案例大家就可以同理瞭解：針灸。

針灸之所以被美國醫療保險接受，是因為針灸比開刀針對下背痛的花費少的非常多，而可以為保險公司省下大量的保險支出。同樣的，是醫師就清楚，這種身心症的病人常常要求許多查不出原因的檢查，如果他們被以情緒療法、個性改變療法治療，那麼他們受的苦少些，而醫療系統的負擔也會少些。

可貴的是，這本書更進一步具體的描述了個性改變療法，雖然理論源自於王鳳儀善人的五行講病理論與中醫，但是，名欽非常成功地將五行的金木水火土轉成「正義型」、「能力型」、「感覺型」、「榮耀型」、「成就型」的白話語詞，並且加上了他多年的臨床經驗，而結晶了這一本書。

我們這些年可以說是殊途同歸，敝人也因王鎮華老師的教導，加上王鳳儀善人的言行錄

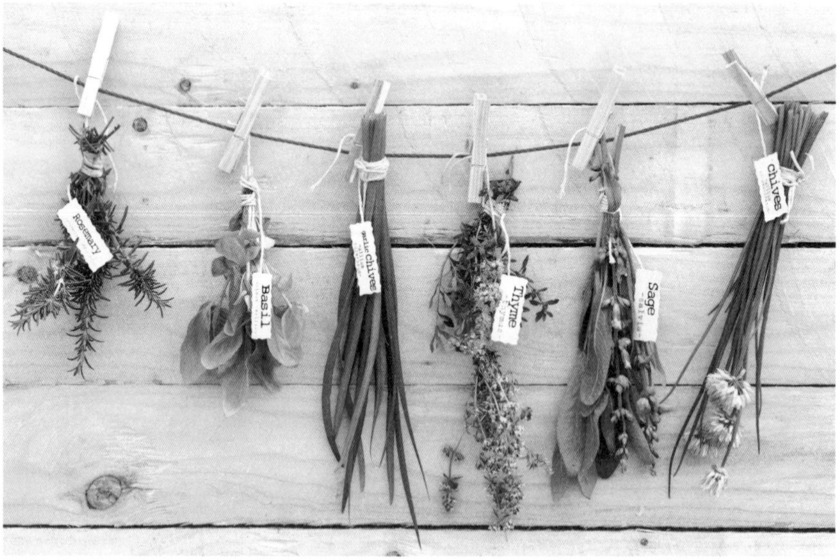

與近二十年的臨床經驗，創立了「人生動力」療法，所開設的工作坊就是以個性的改變（專有名詞為：解除設定）來促進身體的健康、人際關係的和諧、自我的成長、人生的富足的綜合性療法與課程。敝人一年在國外（香港、歐洲等地）近三個月，就是在開設這些惠澤國外病友與學員的中華文化個性改變的療法。

說到這裡，真的要感恩「王爺」、王鎮華老師、鄭錠堅老師，當學者還在談文化醫學、如何從宗教文化促進健康與保健時，我和名欽早就走上了實踐的這一條路。我們的成就不大，只是因為有這些巨人的肩膀，我們在性格改變而能治病或保健的醫學上，我們看得更遠，也走得較快。雖然有些孤獨，但是君子之道，確是闇然而日章。我相信，我們可以為這個時代的醫學與保健有重要的貢獻，至少是個非常重要的註腳。

以上祝賀我的道友張名欽先生的新書，是為序。

黃鼎殷 醫師
現任：中王健康志業創辦人、心綠洲諮詢顧問醫師。
曾任：樂禧生活診所院長、九觀診所院長、馬偕醫院家醫科總醫師。

自序

心通病就通

張名欽

我從小的身體就不太好，住在文山區，冬天時，手腳還會被凍瘡凍到紅紫色，關節腫大，一到冬天，我爸爸都會準備熱水幫我熱敷手和腳。不但這樣，我的心臟、腸胃、膀胱也不好，小學三年級就開始會耳鳴，一直到現在都有。腳有粉碎性骨折，腦袋也曾顱內出血。因為小時候超笨，所以那時有強烈的自卑感，國小讀了六年，國文只有考過一次六十分。

我記得那一次，我爸爸高興到想放鞭炮，這樣夠笨了吧！所以幾乎什麼毛病，我加加減減都有一些真正的感受，不論是身體上的或心理上的，當然這些病痛現在大部分已經不存在了，俗話說「久病成良醫」，日子還是要過下去，總是要找到一條出路才行。

在我生命中有碰到幾位良師益友，才會有今天的我，其實我一直都覺得自己還不錯，只是時候還沒到而已。在我五專二年級時，碰到我的啟蒙老師鄭錠堅老師（今中華大學中文教授），他開始帶我進入中國哲學的世界，後來鄭老師又帶我認識德簡書院的王鎮華老師，而王老師則是我人生的導師，我對易經的喜歡和瞭解，都是由王老師那得來的。

至於學習推拿和按摩，最早是跟姊夫——龍鳳國術館的李其松師傅，是他帶我入門的，其中大多以自學為主，因為我自己就一身病，雖然要不了命，但是也不舒服，自己幫自己解決，又方便又不用花錢。退伍後就和我的同學陳文生一起到中醫診所上班，民國八十六年加入台北市的傳統推拿公會。

我的西醫觀念最早是我的朋友——幸福傳家寶的黃鼎殷醫師帶我認識的，在這之前，我對五臟六腑都不太熟，我和黃醫師在學生時期就認識了，也都是王鎮華老師的學生。經由黃醫師的介紹，我認識了另一個教我手足按摩的老師——徐西屏老師，他的技術讓我受益良多，也對按摩幫助內臟有更深的瞭解。

在認識徐老師之前，我和一個法國的印度瑜伽修復按摩的老師阿喃達學習全身的按摩手法，這兩套不同的按摩方式就成為我技術的主軸，至於中醫則是我自學來的。

大約在五年前，王鎮華老師送我一本有關「講病」的書，所謂的「講病」，就是不用外來的幫助，只要自己的個性變好了，病就會不藥而癒，內容是真實的病例。

在清末有一位王鳳儀善人，沒有醫學背景，沒讀過什麼書，是個窮人家的小孩。王善人單純用中國仁、義、禮、智、信的道德觀為主軸，來改變人的個性，也醫好自己和大家的病，那些病不是心理病，是確確實實會要人命的病，因為當時中國被列國入侵，百姓又窮又苦，人民病了也沒有錢可以醫病，王善人就立志要讓那些又苦又病的人，可以脫離身、心的病痛，以一個過來人的立場，發心來幫助他人，不須任何費用，還自己花錢來幫助大家，個性好了，病就沒了，看了真是叫人佩服的五體投地，王善人有那麼大的善心。

萬國道德總會的馬嘉容老師是這樣介紹講病的：講病是讓病人明瞭天理、人事、因果，讓他明白事理。幡然覺醒，悟出自己的錯，願意改錯，良心發現後，內在的「鬆」和「通」會將病吐出來。王善人說認錯是好病良方，處人妙法，造命要訣，回天大道，王鳳儀先生自己就：是認不是而好了十二年的瘡癆。

我心想：自己按摩得要死要活，他們只要講一講病就好了，如果不學那就太可惜。雖然我有國學的底子也有中醫的底子，但是其中的關係，真的看不太懂，所以也就把這本書放著。

直到三年前，我開始重新自學十二經絡，突然覺得講病中的理論很像有了一點譜，於是我就上網找找看，有沒有相關的資料，有幸讓我找到萬國道德總會的馬嘉容老師，馬姊可以說是台灣講病學的第一把交椅，從馬老師的身上學到很多講病的知識，也在萬國道德總會中得到比較多的講病資料。

我便開始想把王鳳儀善人的「性理療病學」（本書的內容上和善人的主軸有點不同，想瞭解原汁原味的可以在網路上尋找馬嘉容老師，她一定會幫助你），和《黃帝內經》結合並以中國的五行（木、火、土、金、水）分類，及相生相剋的道理，做為主要的理論架構，再加上我十多年來為各種病人推拿理療的經驗來寫這本書，希望可以減少大家的病痛，快樂的生活。

本書結合了部分的《黃帝內經》，王鳳儀善人的性理療病學和王文卦，並藉由本人的思考方式而傳達出來，我只做整合和詮釋的工作，書中的理論並不是由我創的。

看本書時必須從頭開始閱讀才容易銜接的上，雖然現代人無論食糧或靈糧都喜歡速食文化，這個我有深刻的體驗，我免費授課已經有好多年了，常常希望能教給大家健康的方式，但是大家比較喜歡直接給他健康，不用跟他說如何健康，就像我想要大家都變成廚師，但大家比較想要直接做給他吃就好，因此授課往往就變成了義診。

剛開始我很堅持要授課，但是最後我也習慣了變成義診，想學的人就自然會問我。所以我也要配合潮流一下，做一個速食對照表，什麼負面情緒就影響什麼器官，讓大家方便比對。如果想進一步瞭解其中的道理，就順順的看下去，看完真的受用無窮。

【什麼情緒影響什麼器官】

<table>
<tr><td colspan="4">榮耀〈火〉</td><td colspan="2">能力〈木〉</td><td>五行</td></tr>
<tr><td>三焦</td><td>心包</td><td>小腸</td><td>心</td><td>膽</td><td>肝</td><td rowspan="2">器官</td></tr>
<tr><td>窩囊氣
不甘心</td><td>不快樂</td><td>不滿</td><td>敵意</td><td>擔心</td><td>怒</td></tr>
<tr><td>人不知而不慍
沒敵人</td><td>快樂</td><td>合光</td><td>熱忱</td><td>成熟</td><td>體力腦力</td><td>表現</td></tr>
<tr><td>決渚水道</td><td>臣使喜樂</td><td>受盛化物</td><td>君主神明</td><td>中正決斷</td><td>將軍謀慮</td><td>《黃帝內經》</td></tr>
<tr><td>大器蓄勢待發</td><td>快樂熱忱</td><td>消化身心糧食</td><td>動力
發光熱
溫暖</td><td>膽識</td><td>成長
豐富多元化</td><td>正面情緒</td></tr>
<tr><td>氣憤</td><td>失落感鬱悶</td><td>拉肚子木土水</td><td>急
無力</td><td>膽固醇代謝
不良</td><td>身心俱疲</td><td>病症</td></tr>
<tr><td colspan="4">生命的能量〈欲望〉—禮</td><td colspan="2">成長與擔當—仁</td><td>人文</td></tr>
<tr><td colspan="4">火缺木傷土剋金
欲望無能力
無成果規範</td><td colspan="2">木缺水傷火剋土
能力無智慧
失面子剋包容</td><td>相剋</td></tr>
<tr><td colspan="4">木生火
火學水成木
榮耀〈智慧能力〉</td><td colspan="2">水生木
木學金成金
能力〈智慧正義〉</td><td>昇華</td></tr>
<tr><td colspan="4">黃目、手臂痛、口乾口渴、心痛、二側肋骨痛、液下腫、心慌、心煩、苦笑、牙痛、牙齦痛、耳鳴、從肩頸至耳後至手臂僵硬、喉嚨痛、眼角痛。</td><td colspan="2">很容易疲累，肌肉僵硬，腰部痠痛僵硬不靈活，胸悶、生殖能力和泌尿能力變差、小腸無力、疝氣、漏尿、拉肚子、身體不能轉動，膽固醇代謝不良，膚色黯沉、多處關節不舒服、耳下至整個下巴有紅腫潰傷，口苦、常嘆氣。</td><td>病症</td></tr>
</table>

感覺〈水〉		正義〈金〉		包容〈土〉		五行
膀胱	腎	大腸	肺	胃	脾	器官
緊張	恐懼	執著放不開	悲觀	怨天尤人	怨天尤人	
自在	溫和	沒有負面 放很開	樂觀正面 眉開眼笑	心胸寬大包容 尊重	好脾氣 溫和 不生氣	表現
州都津液氣化出	作強技巧	傳道變化	相傅治節	倉廩五味穀海	倉廩五味統血	《黃帝內經》
自在如 魚得水	愛豐富強大	沒用的就丟掉	價值觀樂觀 找好處	接納包容	日新厚德戴物	正面情緒
自律神經失調	內分泌失調	內耗 大號 不好上	思慮 苦惱 索眉	聳肩脹氣	代謝不良	病症
愛—豐富人生		價值、執著、定律義		累積身心靈的財富—信		人文
水缺金傷木剋火 感動無是非 無成長無熱忱		金缺土傷水剋木 評論無包容 無感動無肯定		土缺火傷金剋水 累積無熱忱無 價值無感覺		相剋
水缺金傷木， 剋火感動無是非 無成長無熱誠		土生金 金學火成水 正義〈熱忱寬宏智慧〉		火生土 土學成土 包容〈熱忱能力〉		昇華
頭痛、頸痛、目脹、流眼淚、脊椎痛、從腰部到腳踝的關節都會痛、痔瘡、目黃、流鼻涕(血)、餓又不想吃、站不住、坐不住、也躺不住、就是要動來動去、有莫名的恐懼、不好睡、咳嗽帶血、口熱、舌乾、喉嚨乾、心煩、心痛、黃疸、拉肚子、怕冷。		目黃、口乾、喉嚨腫痛、肩膀手臂痛、流鼻水、氣喘、胸口悶痛、頻尿、皮膚過敏。		失眠、拉肚子、必下痛沒食欲、心煩、一直打嗝、胃痛、脹氣、肚子大、脖子腫(甲狀腺亢進)、喉嚨痛、容易餓、(嘴巴、口腔、舌頭的潰瘍)、怕熱、身體發熱、汗多、小便黃、常流鼻涕、鼻血、歪嘴、憂鬱、自閉、怕人又想要什麼東西能解放他、下半身的關節都不好。		病症

目錄

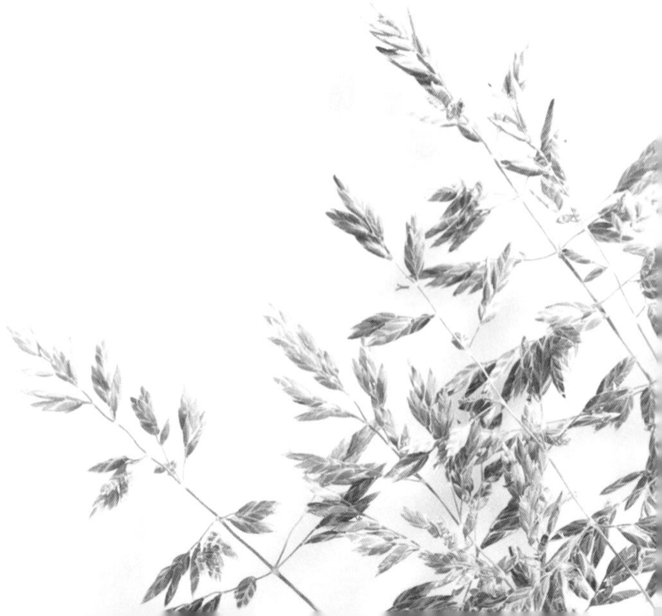

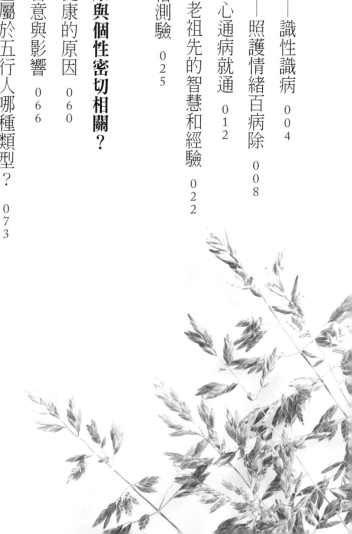

part 3

五行相生的人際關係

part 4

五行相剋的人際關係

Contents

part 5 瞭解臟腑和五行人格的關係

part 6 五行人格和臟腑的分配

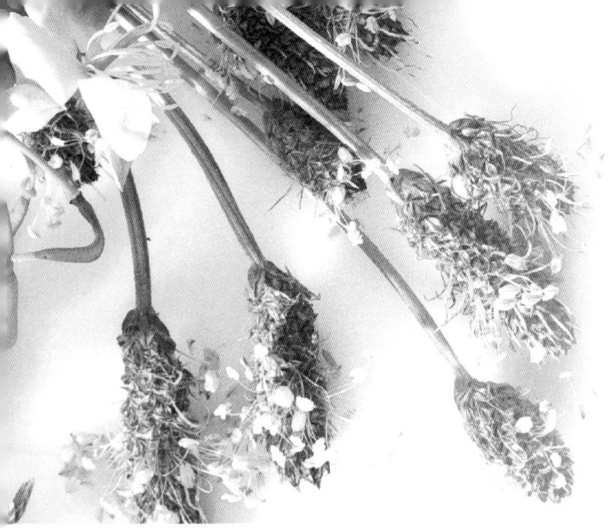

part 7

子午流注與文王後天八卦的配合

part 8

什麼個性生什麼病

前言

老祖先的智慧和經驗

俗話說：「一種米養百樣人。」其實就老祖先的分類，只有把人分成五種，分別是木、火、土、金、水。區別的標準是依據每個人的執著或在乎的東西不一樣來分，不同的執著就會產生不同的人生觀及價值觀，也就培養出不同的專長。

在乎的東西不同，所以喜歡和討厭的東西也會不同，在得失成敗之間便會產生不同的情緒，每種情緒都有所屬的標地器官，好的情緒會使該器官的機能上升，不好的情緒則會使該器官的機能下降。

就拿胃而言，當我們沒有辦法消化我們的生活經驗時，胃就沒辦法消化我們的食物，就會產生胃痛和脹氣的情形，相反的，如果生活中發生的一切，我們都可以很高興的接受，好的東西就學起來變成自己的一部分；不好的東西我們就當成開開眼界，尊重彼此的不同，這時人生就會充滿了各種滋味，不會緊張，我們的味（胃）口也會大開。所以看不見的精神層面，深深的影響了身體。

老子說：「有之以為利，無之以為用。」意思是說，真正有用的東西是看不見的；看得見的東西，要能幫助看不見的東西，才有存在價值。就像人的身體，要能幫助人的靈魂，才有存在的價值，身體如果沒有靈魂就絲毫不具價值，我想這樣說大家應該都認同。

但是，當我們在沒有外來原因而產生病痛時，大多數的人會一直去檢查，希望可以找出病痛的原因，但是很少有人想過，是我們的靈魂不健康或個性不好，才使身體產生病痛的。或許大家會想，看不見的靈魂和個性怎麼可能會使具體的身體生病呢？

但是如果我們認同，人的價值是彰顯在靈魂上而不是肉體，身體的存在要能幫助我們的靈魂，才有存在得價值，那麼，當靈魂生病或個性不好時，身體也跟著生病就一點也不奇怪了。

《黃帝內經》說：「悔怒不起，則五臟不受邪。」意思是說，只要我們不會後悔過去所發生的事情，不會憤怒別人對自己的不重視，那麼，五臟就不會被外來得東西，來打亂身體的平衡，邪氣指得是會讓身、心不好、不平衡的外來事物，那些外來的事物不見得不好，只是我們的身、心沒有能力接受它。後悔和憤怒就是負面的情緒，這些負面的情緒，就是導致身體免疫能力下降的原因，因為人在不快樂的情形下，是不可能有活力的，一個沒有動力和沒有生活方向的人，他的內分泌會使身、心的抗壓能力全部降低，那任何的外來物，都可以左右他生活的重心。人要活得健康，一定要有快樂的事物來餵養我們的靈魂，和多樣健康食物來餵養我們的身體。相反的，當病痛產生時，就是有負面的情緒來餵養我們的病痛，和不健康的飲食來餵養我們的身體，病痛才會越來越嚴重。就《黃帝內經》的觀點來看，病痛的糧食就是負面的情緒，如果在病痛發生時，可以把負面情緒全部丟掉，病痛就會被餓死。聖經中也有說到：「喜樂的心是良藥。」只要我們有一顆時時歡喜快樂的心，就可以醫治所有的病痛，所以不論中、外的經典都在表達情緒及個性與病痛有直接的關係。

人的個性好，就不會生病。就算生了病，只要沒有用負面的情緒來餵「病」，「病」就會很快得好起來，因為「病」沒有食物，「病」就會被餓死，所以本書要講得是，個性好了，病就沒了，大家都可以活得健康快樂。

而且，當你瞭解了自己的個性，也瞭解別人的個性，不只可以減少人與人的衝突，也可以瞭解和那種人在一起，可以凸顯自己的才華，又和那些人在一起會使自己的才華被淡化。也可以知道什麼人在乎什麼和不在乎什麼，大家喜歡和討厭的東西都不太一樣。

當一個人心情低落時，要用什麼來振奮他；當一個人在生病時，知道他的病，就瞭解他的心，不會因為我們關心的表達方式不對，而使病人心情不好，來降低了他的自癒能力，反而知道怎麼讓病人快樂，使他的病好得更快。

本書不但是一本強調身心健康的書，也是一本勵志的書，也是一本人際關係的書，也是一本注重文化的書，希望大家看完之後，可以明白一些面臨困難的原因，就像在陽光底下，任何陰暗的角落都可以一目瞭然，我們不否認負面的存在，但是光明永遠能照亮黑暗，不管它有多黑，樂觀永遠能戰勝悲觀，讓我們離開不快樂和不健康的漩渦，不要再被它們攪拌。

五行人格測驗

在看書之前，我們先來做一個測驗，來瞭解自己是哪一型的人。做完後會有兩個結果，一個是先天個性，一個是後天個性，先天個性不一定會等於後天個性，因為我們在做測驗時，一定會用現在的觀點回答，但是現在的你和十五歲以前的你，因為生活環境的不同，所以會選擇不一樣的選項，每一個選項都有不同的特點及優點，沒有好壞的分別，只是反應出目前生活及工作環境下所做出的決定，所以環境就可能改變我們的個性，有些個性的改變會使身心不健康，有些則沒有影響，我會再加以說明。

知道自己是哪一行之後，就可以看後面的說明，其中就會介紹你的個性會有什麼負面的情緒，也容易產生什麼樣的病，最前面的就是那一型的基本病症，後面所延伸出來的，是因狀況的不同，才會出現的問題，但你也可能一直生活的那個狀況中，就像一直在被不肯定中、一直在不安定中、一直在是非中、一直在不滿中或一直在被阻礙中。

先天個性

以下題目以十五歲以前為主，如果十五歲以前和現在的體型沒有太大變化，就以現在狀況來填寫就好。

Q 01 你十五歲以前主要的體型是哪一型？

□□□□□

1. 高高瘦瘦的。
2. 壯壯的運動高手，小腿比較扎實。
3. 身體稍胖，臉部有肉，背部成圓弧型。
4. 身材不胖適中，不算高，行動靈活。
5. 身體比較胖，下半身比較有肉，臉比較圓。

Q 02 你十五歲以前的體質是哪一種？

□□□□□

1. 身體比較僵硬，手摸不到地，手指長。
2. 不怕冷，身體很好。
3. 從小就胃不好，但是也不會瘦，或手指不長，手掌厚實。
4. 呼吸系統不好或皮膚比較敏感。
5. 看起來有肉，但常常生病。

Q 03 你的臉型屬於哪一種？

□□□□□

1. 長臉，臉形上寬下窄，顴骨比較明顯。
2. 臉偏圓方，下巴較寬，札實紅潤。
3. 臉型沒菱角，臉頰較有肉。
4. 瓜子臉，眼睛細長，皮膚白晰。
5. 圓臉、大眼、眉粗。

Q 04 你十五歲以前的脊椎狀況如何？

□□□□□

1. 很僵硬，偏直。
2. 曲線很好，不會僵硬，很有力，但也不算很柔軟。
3. 脖子向前，背成圓弧型。
4. 有點曲線，很靈活，有柔軟度。
5. 十分柔軟，幾乎可以直接下腰。

Q 05 你十五歲前的肩膀狀況如何？

□□□□□

1. 聳肩或平肩。
2. 肩膀和胸部厚實有力。
3. 肩膀前傾，胸部不明顯，有點肚子。
4. 不先不後，不大不小剛剛好。
5. 肩膀比較小，但柔軟度很高，臀部有肉。

Q 06 你小時候的個性如何？

□□□□□

1. 很有個性，也很固執。
2. 開朗、直接、強勢，在乎大家的觀感。
3. 話不多，配合度合高，會生悶氣。
4. 聰明、正義、多話。
5. 內向，不喜歡太多不認識的人。

Q07 你小時候在班上的行為如何？

□□□□□

1. 喜歡或想要當幹部。
2. 只要是運動我都喜歡，也好出風頭。
3. 喜歡做固定的事。
4. 喜歡管閒事、聊天。
5. 喜歡音樂、畫畫或美勞。

Q08 你小時候做事的方式如何？

□□□□□

1. 直來直往。
2. 急和快。
3. 一步一步的來。
4. 用靈敏來解決所有的事，不過做完就忘了。
5. 想很多，考慮的比較久，所以動作會被誤會成慢，不喜歡強勢的人。

Q09 你小時候碰到事情的表達方式如何？

□ 1.主動表達自己。
□ 2.只要光榮的事，我都會去做。
□ 3.被動的接受所有的事。
□ 4.不會去製造問題，但是問題遇到我，我就把它完美的解決。
□ 5.大部分被動，除非碰到我喜歡的事，但是也不會太主動，最好師長都能安排好。

Q10 你小時候的體型如何？（本題計兩分）

□ 1.長臉，身材高瘦而露骨。
□ 2.臉偏圓方，身材壯而結實。
□ 3.臉頰有肉偏方圓或長圓，身材偏胖，但胖得很平均，行動不能算靈敏，背成圓弧，屁股不大。
□ 4.瓜子臉，身材不高不胖，行動敏捷。
□ 5.圓臉，身材偏胖，尤其是下半身，但柔軟度很好。

後天個性

Q01 不分季節，你比較不喜歡怎樣的天氣？

□ 1. 吹風。
□ 2. 炎熱。
□ 3. 潮濕。
□ 4. 乾燥。
□ 5. 寒冷。

Q02 哪一項是你的身體比較會發生的狀況？

□ 1. 很累。
□ 2. 胸悶。
□ 3. 腸胃脹氣。
□ 4. 忿忿不平。
□ 5. 全身不舒服。

Q 03 下例哪項是你的身體比較會發生的問題？

□ 1. 很僵硬。
□ 2. 平常都很好，動力十足，一出問題就很不舒服。
□ 3. 覺得肩膀負擔很重，背部僵硬，有時也很沒有食欲。
□ 4. 容易過敏或呼吸心跳比較快。
□ 5. 身體很沉重，所以不太想動。

Q 04 你吃飯時喜歡配下列哪項食物？

□ 1. 台灣泡菜。
□ 2. 炒苦瓜。
□ 3. 麵筋。
□ 4. 麻辣豆腐。
□ 5. 鹹蛋。

Q 05 你喜歡吃的蜜餞是哪種？

□□□□□

1. 酸甜、酸甜。
2. 苦甘、苦甘。
3. 較甜，蜜要多一點。
4. 不辣就不太想吃。
5. 鹹味比較重的。

Q 06 你心情低落時會想到什麼？

□□□□□

1. 過去失敗的經驗。
2. 那些破壞你的人事物。
3. 那些莫名奇妙找你麻煩的人。
4. 那些不公不義的事和占你便宜的人。
5. 擔心或害怕的事。

Q 07 你的做事風格如何？

□ 1. 你說了就算。

□ 2. 越快完成越好，小瑕疵無傷大雅。

□ 3. 盡量以配合為主。

□ 4. 照你認同的規矩做到位。

□ 5. 喜歡跟著感覺走。

Q 08 什麼事會讓你不高興？

□ 1. 能力被懷疑或輕視。

□ 2. 有人反對、破壞或阻止你的看法及做法，雖然如此，當下你也不會有任何讓步。

□ 3. 把不屬於你的事情丟給你。

□ 4. 有人不遵照規矩做事。

□ 5. 不瞭解你的感觸和心聲。

Q 09

討厭什麼樣的人？

□ 1. 裝笨或很笨的人。
□ 2. 動作很慢的人。
□ 3. 冒失和沒禮貌的人。
□ 4. 亂來的人。
□ 5. 對你的感動沒有感覺的人。

Q 10

喜歡什麼樣的人？

□ 1. 有執行力的跟隨者。
□ 2. 有熱忱和行動力的自己人。
□ 3. 有規矩又配合度高，溫和又踏實的人，反應慢一點沒關係，會做事就好。
□ 4. 講起話來頭頭是道，知識豐富又富正義感的人。
□ 5. 感情豐富又善解人意的人。

Q11 有人找你麻煩時，你會怎麼辦？

□ 1. 生氣瞪他。
□ 2. 直接大罵他的無知和短視。
□ 3. 生悶氣不理他。
□ 4. 很生氣的跟對方理論清楚，把他說到說不出話來。
□ 5. 離開他，再偷偷罵他。

Q12 你是一個怎樣的人？

□ 1. 會去幫助需要你幫助的人，尤其是幫助弱者。
□ 2. 熱忱有行動力的領導者，只要念頭一起，總是會主動帶頭做自己想要做的事。
□ 3. 腳踏實地細心謹慎教導者。
□ 4. 喜愛打抱不平的正義維護者。
□ 5. 感性隨和，直覺力強，又有藝術氣息和善解人意的關懷者。

Q13 在沒有任何現實壓力的情況下，你覺得自己是一個怎麼樣的人？

□ 1.用能力得到成就感的人。
□ 2.用熱忱和行動力讓大家覺得你很重要。
□ 3.懂得包容和教化人，但對方最好是自己人。
□ 4.秩序的維護者，讓一切事物都井然有序。
□ 5.自由浪漫又感性的人。

Q14 你現在虛歲幾歲？

□ 1. 一歲至十六歲。
□ 2. 二十一歲至三十六歲。
□ 3. 十七歲至二十歲；三十七歲至四十歲；五十七歲至六十歲。
□ 4. 四十一歲至五十六歲。
□ 5. 六十一歲以上。

Q15 你總是扮演什麼角色（不一定是真實的角色）？

- □ 1. 大哥。
- □ 2. 爸爸。
- □ 3. 祖父母。
- □ 4. 大姊。
- □ 5. 媽媽。

Q16 當你有自信時，你是一個怎麼樣的人？

- □ 1. 很有能力的執行者。
- □ 2. 很有活力的領導者。
- □ 3. 很有智慧的教育家。
- □ 4. 很有正義的評論者。
- □ 5. 很有情感的文藝人。

Q17 當你處在逆境時，總是有什麼感覺？

□□□□□

1. 很難發揮自己的能力，也得不到大家的肯定和認同。
2. 努力之後，總是只得到痛苦和侮辱而沒有成果。
3. 你只是要過好自己的生活，但是一直碰到外來的災難。
4. 明明錯的是別人，為何大家都在針對同是受害者的我。
5. 人生很暗淡，人生很痛苦，沒什麼動力。

Q18 如果你是一個老闆，你第一個想到的是什麼？

□□□□□

1. 公司的強項。
2. 公司的未來和願景。
3. 公司的資源。
4. 公司的制度。
5. 公司的福利。

Q19 你的說話方式是哪一種？

□ 1. 簡短有力，沒有廢話。

□ 2. 音高又亮，聲調很有抑揚頓錯，並能說出重點。

□ 3. 沉穩而緩和，但有鼻音。

□ 4. 清晰，快速，精確，響亮。

□ 5. 溫和慢長而低，喉音比較重。

Q20 以下哪一個敘述比較像你的身材？

□ 1. 高而偏瘦，身體比較僵硬。

□ 2 壯碩有力，行動快又有力道。

□ 3. 肩頸厚實，背有圓弧型，沉穩有擔當。

□ 4. 均勻適中，行動敏捷，身段不高，瓜子臉。

□ 5. 柔軟而有彈性，行動溫和，屁股比較有肉。

Q21 下列哪一項讓你覺得壓力最大？

□ 1. 努力之後，但是能力依舊不被認同。
□ 2. 快要失去榮耀、尊嚴及強勢的立場。
□ 3. 面對不想成就又必須成就的事物。
□ 4. 在失序的環境中並企圖讓一切就序。
□ 5. 自己在乎的人，無視自己的感覺時。

Q22 在選擇做一件事時，你會先考量哪一點？

□ 1. 自己的能力能不能受到肯定。
□ 2. 這樣做有沒有意義，會不會有失尊崇，壞了身分。
□ 3. 你認不認同這件事。
□ 4. 這件事對不對。
□ 5. 這件事能不能感動你。

Q 23 你喜歡和什麼人共事？

- [ ] 1. 重要的事自己一個人做，不要緊的事，不反對帶著晚輩做。
- [ ] 2. 非常贊成你的想法的跟隨者。
- [ ] 3. 很用心的學習者，你也願意教導他們怎麼做。
- [ ] 4. 能幹，頭腦清醒，一切照規矩做的人。
- [ ] 5. 對你和這件事有感同身受的人。

Q 24 你覺得一個人最重要的是什麼？

- [ ] 1. 發揮自己的能力，讓別人很肯定你。
- [ ] 2. 讓自己發光發熱，讓別人很尊敬你。
- [ ] 3. 能累積自己認為重要的一切，也讓晚輩學會自己的累積能力。
- [ ] 4. 有自己的原則，讓正義可以伸張，讓大家因為自己的存在而不會被迫害。
- [ ] 5. 自己的感覺可以讓在乎的人瞭解，在乎的人也很瞭解自己的感覺。

Q25 當你面臨阻礙時，會如何行動？

□ 1.無論如何先硬幹再說。
□ 2.十分憤怒，看到什麼問題就解決什麼問題，也十分激動。
□ 3.承擔和抱怨同時產生，默默的接受一切，如果有能力反抗，你會完全不接受。
□ 4.憤憤不平，努力的想要如何維護正義，不會放棄任何的機會。
□ 5.躲起來，讓你和困難一點都沒有關係。

Q26 你生氣時會有什麼狀況？（相較最重要，不代表其他的不重要）

□ 1.全身用力，臉冒青筋。
□ 2.臉紅脖子粗，並破口大罵。
□ 3.生悶氣，不想理人，沒有食欲。
□ 4.憤憤不平，臉色偏白，覺得對方很可惡。
□ 5.很難過，覺得為什麼沒人瞭解自己。

Q 27 你覺得一個人最重要的是什麼？

□□□□□

1. 能力。
2. 信念。
3. 經驗。
4. 正義。
5. 感覺。

Q 28 你是主動的人，還是被動的人？

□□□□□

1. 主動的發揮自己能力。
2. 帶領眾人，主動的營造未來。
3. 配合度高的承擔一切。
4. 主動的解決問題，並表達立場。
5. 有時主動，有時被動，有時不動，一切看感覺。

Q29

目前身體有什麼不適（本題可選兩個答案，計兩分，並以大數法則來看，哪一個比較多就是哪一個，但是如果沒有其他四項不舒服的症狀，就選一個也可以）？

□ □ 1.肝、膽功能不好或有三高的問題，背部和腰部比較僵硬，也比較容易累。

□ 2.心臟或小腸的功能比較不好，個性比較急，有心悸或心無力的情形，也比較容易拉肚子。

□ 3.胃常常會不舒服或脹氣，全身的代謝比較差，多吃一點東西就會胖；膚色比較沒有亮度；碰到不滿的事情，比較不會說出來。

□ 4.肺臟或大腸功能比較不好，常常有吸不到氣的感覺，呼吸速度快而短，大號比較不正常，不會每天都會上；對是非看得很重要。

□ 5.內分泌和精神系統比較緊繃，壓力大時就很容易累，十分重視睡眠，但是很難睡飽，男性比較會頭痛，女性婦科比較差，一旦壓力過了，又會有活力了。

（本題的選項不論是不是和做出的主、副個性相同，都需要看說明，因為也可能是落入相剋或不足的關係）。

在上面的題目中，先天個性有十題，每題只能選一個答案，選1就是填在木型，選2就填在火型，選3就填在土型，選4就填在金型，選5就填在水型，每題一分，第十題為二分，以分數最高的一個，是自己的先天個性，不會發生一樣高的情形，因為一個人不可能又高又矮、又胖又瘦、又僵硬又柔軟、又長臉又圓臉，題目一定看清楚。

後天個性有二十九題，除了第二十九題可以選擇選二個或一個答案，其他的都是一個答案，選最相近的答案，每題一分，以自己的大數法則來選，選1就是填在木型，選2就填在火型，選3就填在土型，選4就填在金型，選5就填在水型。

填完後加總五格中個別的總數，再加上二個特殊的分數，第一個特殊分數要看每個人填好個別總數後，由第二低分減第一低分除以二，哪幾個最低才能決定要加到哪；第二個特別分數不一定加的到，大約只有七分之一的機會，但是加不加都沒有好壞的區分，只是方便判別水行人，將個別總數和特殊分數相加後，再看五格中哪一個最高，那就是你主要的個性，第二高的就是副個性。

●測驗解析

1. 圈選1、2、3、4、5答案，各為木、火、土、金、水五個答案。
2. 第二十九題可選二個或一個答案。
3. 總加先天及後天個性分數，每題一分，每十題二分。
4. 加上特別分數(後天個性倒數第二低分數減第一低分數除2)

●特殊分數(只加在後天個性)

算完總績分後,如下:

當木型的總積分為最低分時,則加土型的總分數,不愛凸顯自己能力的人,通常包容力會比較大。

當火型的總積分為最低分時,則加金型的總分數,不會表達自己欲望的人,通常比較注重規矩和體制。

當土型的總積分為最低分時,則加水型的總分數,比較不注重實際面的人,通常比較浪漫。

當金型的總積分為最低分時,則加木型的總分數,比較不重視規矩的人,通常比較有自己的個性。

當水型的總積分為最低分時,則加火型的總分數,比較不重視他人感覺人,通常比較有行動力,不會多想。

●水行特別分

如果測出的結果符合以下全部的情況,則水型加三分:

*測出各型分數皆不超過十分。

*水型在前二高內。

*金型在後二低內,且不超過四分。

*覺得自己重感情也有藝術細胞。

所加的分數是〔(第二低分)-(第一低分)〕/2=可加的分數

例如:木七分、火七分、土一分、金四分、水八分時,就是:

(4-1)/2=1.5

當土型的總積分為最低分時則加水型的總分數，所以水型再加一·五分，又符合水型特別分，水型又再加三分，結果就是木七分、火七分、土一分、金五分、水一二·五（8+1.5+3），水型是主個性，火型或木型其中一個是副個性。

●當兩者同分時，比較方式如下：

木、火同分：覺得自己是正直的人，說話不說廢話的選木；覺得自己風趣，喜歡人群的選火。

木、土同分：會主動表達自己能力的選木；不出風頭，以的配合為主的選土。

木、金同分：不好社交的選木；善常社交，注意禮數的選金。

木、水同分：身體僵硬的選木；身體柔軟的選水。

火、土同分：主動人生的選火；溫順配合的選土。

火、金同分：讓自己變成議題的選火；只會評論議題的選金。

火、水同分：行動很快的選火；凡事考慮仔細的選水。

土、金同分：善長教導的選土；很善評論的選金。

土、水同分：注重實際的選土；注重感覺的選水。

金、水同分：講話很快的選金；講話緩的和選水。

如果做出的分數都很相近，有可能是自己不太清楚自己的個性，通常會有不自主的煩躁和情緒起伏比較大的問題，可能有很多事都會讓自己忐忑不安，分不清楚自己真正在乎的是什麼，還是只是跟著鄰近的人所在乎而在乎，分不清自己在乎的是生存環境的客觀價值或自己在乎的主觀價值。

如果發現自己有上述的情況，就先分清楚自己在乎的是什麼，是屬於主動的人或被動的人？是重理性還是重感性？因為你的理性可能只是要維護你的感性，那你就是重感性的人；也可能你的感性只是要表達你的理性才配合出的感性，那你就是重理性的人。

分清楚之後，你的人格特質和個性就會凸顯出來，再做一次，本書才會對你有所幫助。但是，也可能是你的存在就是一種完美，五型俱全，身心健康的不得了，隨便活都可以超過一百歲，也沒有任何病痛，那你的五項自然也會很平均。

（詳細測驗算法請參閱P.249個案分析。）

五行間的相剋說明

先天個性、主個性、副個性，這三者只有在「相剋」的時候才會影響到我們的身體，什麼是「相剋」，在下段中會大概說明一下，詳細的在本文中會說明。這三者不論大小，只要同時存在，就可能發生下例的問題：

◆木行剋土行

你的包容度雖然很好，能力也十分強，但是體力和腦力終究是有限，如果別人或自己一直增加自己的工作量，這將使你很容易累。一直去做不屬於你責任的事，也會讓你越來越沒有包容力，對於你接觸到的人、事、物也會越來越不耐煩，就會很容易怨天尤人或怨天嘆己，生很多悶氣和心情鬱悶，並容易造成胃不好及新陳代謝不良。

◆火行剋金行

你的是非觀很重，希望所有的事都可以照規矩來做，但是你的欲望也很強，一旦想要得到的東西或想做的事情，就很想要得到，也一定會去做。而這樣讓你很矛盾，你喜歡大家都可以照規矩來走，但你卻不一定做的到，這會導致你的呼吸系統比較差，或大腸功能不好。

◆土行剋水行

你是一個很感性的人，也很容易被人打動，心也很軟。但你也是一個很實際又注重傳統的人，所以只要一碰到感性和現實碰撞時，你就必須很實際的把這些感動全部「蓋住」，明明內心要跟著感覺走，但是又無法如願，因為太不切實際，這會讓你的情緒緊繃，不想面對事情，也不想瞭解真相，因為真相不切實際，當你因現實而放棄很多感性的事物時，就會導致負責製造感情的內分泌系統失調，精神也會變得緊繃。

◆金行剋木行

你的能力很強，執行能力也很高，但是價值觀和是非觀更強，所以只要碰到不公平、不合理或覺得應該要做的事，就一定會盡力把事情解決才會放心，但是這樣的事情卻一直出現在你的身邊，你的是非觀就會讓你一直在解決那些不對的事情，長期如此，就會導致常常覺得身心俱疲，而且明明不胖，也不算愛吃，膽固醇就是偏高。

◆水行剋火行

你是一個很注重形象的人，也希望能出風頭，讓大家注意到你，但是又對自己沒有信心，也不知道如何踏出第一步，明明就覺得自己很棒，但是一直都棒不起來，常常覺得又心急，又灰心，這將導致身體胸悶、心悸或覺得心臟無力，也可能有拉肚子的情形。

五型人的個性和病痛

下面我就來說明五型人的個性，及偏態時會發生的病痛。就身材而言，請對照先天個性；就價值觀而言，請對照後天個性。如果先天個性也是你的後天主個性，就代表你人生滿平順的。如果先天個性和後天個性有不同時，就看是否在上述的相剋範圍中，如果沒有就沒關係。

◆木型人

比較注重自己的能力，是執行能力最強的類型，容易發生的器官就是提供體力和腦力的肝臟和影響膽固醇代謝的膽．此型人體型的比例一定是高、長、瘦；在內心希望自己的能力受到大家和自己肯定，所以我把木型人稱為「能力型人格」。

當自己能力和智慧不足而面臨困難時，就很容易生氣，造成全身僵硬，也常覺得一直在承擔別人事情，人生是黑白的，也不快樂，覺得身心俱疲。當覺得能力不足時，擔心的事情就會變多，這會使身體因為消化不良而導致膽固醇過高。

當能力沒有辦法得到大家及自己的認同時，人就會變得急躁，也怕被別人嫌棄，如果被嫌棄，就有可能當眾發怒，有以上情緒，就會產生胸悶、心悸和心血管系統的問題。如果又碰到不認同的事，會變得很固執，不論多好的東西都會不認同，也會生悶氣，生了悶氣就會有胃脹氣或新陳代謝不好、拉肚子的問題，有些高高瘦瘦的人，怎麼吃都吃不胖，就是太有個性。

就能力型人格的人而言，智慧和正確的價值觀是增加自己能力的方式。因為智慧會讓你的靈活度提高，更容易展現自己的能力，正確的價值觀可以讓你肯定自己的能力，不會被他人惡意及沒有建設性的嫌棄而生氣，也可以有正面的思維，以正面的角度來解決問題，而不是意氣用事，這樣就不會產生負面情緒來使自己不健康。

木型的特質，是讓我們可以活得越來越美好、越來越強大，讓生命可以不停地成長，越來越快樂，也越來越有擔當，如果沒有快樂，木型人的人生就是黑白的，只會身心俱疲，所以木型人一定要積極尋找並從事一些讓自己快樂的事，做為人生的主軸，人生才能樂此不疲。

◆火型人

比較在乎自己能不能發光發熱的人，是最有動力和活力及領導能力的類型，容易有精神方面和心血管系統及小腸吸收的問題。他們最不喜歡被人忽視，也是最在乎他人眼光的人，火行人的體力很好，動行很快，個性很急，說話時比較激動，手勢也比較大，所以不急，就一定不是火型人。

當理念和他人衝突當下會讓步的人，就不是火型人，因為火型人在散發光芒時，都會考慮他人尊不尊敬自己，所以我用榮耀型人格來稱呼火型人。當火型人因為能力不足，而在展現自己受到挫折時，肩膀和手臂就會變得很僵硬，因為他們急於表現，但是自己的能力又跟不上，所以肩臂就累積了很多用不完的力量，造成僵硬。

火型人會對阻止或不認同他們的人充滿敵意，而長期的敵意和鬱悶就可能產生精神上的問題。敵意產生時，十分直腸子，有什麼就罵什麼，氣得滿臉通紅。當自己的欲望或顏面受到他人敵意的攻擊時，身體上就會有胸悶、心悸的問題。當自己的熱忱受到他人冷淡的回應而自己也沒有辦法接受這個回應，就有可能會拉肚子，此時包容力差，看什麼也不滿意，而且十分固執。

沒辦法改變他們的欲望，他們想要就是想要，要不到就會生氣。身體上會有脹氣、食欲不好、代謝不好的問題。一旦生氣了，他們的批判心和猜疑心也會很高，說話尖酸無情，這會使他們一落入是非中，就會胸悶、氣喘、皮膚過敏、大腸不正常。

火型人要讓自己發光發熱，最重要的就是「增加自己的能力和找出自己所熱愛的天賦」，有了能力就會有膽識尊重所有的不同，選擇一條最適合自己的路來展現自己。找到自己的熱愛的天賦，就會使自己更有愛心和熱忱，也更能展現自己的實力，看到他人敵意的原因，用自己的熱忱、光明和行動力，照亮自己和大家的路。

◆土型人

是注重踏實生活的人，也是最會累積財富的類型，是天生的教導者，承擔和包容的能力很強，不太會拒絕自己認識的人，容易有胃的問題和全身新陳代謝不好的問題。

此型人行動能力不會太快，但是在有了經驗之後，就會非常有效率，因為很扎實穩固，他們說話大部分不快，鼻音也會比較重，對新事物的反應較慢。因為他們常常在承擔一些不屬於他們的責任，所以多少因為背負不屬於自己的負擔，體態上會有一些駝背，肩膀厚實，有駝背的就一定是土型人，不會生悶氣的就一定不是土型人。

此型人喜歡累積身、心的豐富成果和自己認同的東西，他們比其他人更苦幹實幹，自然是付出的多也得到的多，所以我把土型人稱為「成就型人格」。對成就型人格而言，熱忱和認同是十分重要，因為沒有熱忱就不會去累積，也更不會認同，當他們碰到不能包容的事情，就會抱怨，抱怨和悶氣是土型人的負面情緒。

此型人不喜歡自己不能接受的壞東西來破壞他們的生活，由於他們的反應比較慢，所以無法立刻反應，只好被動接受，而產生悶氣，常生悶氣的人，新陳代謝一定不好，就容易有脂肪瘤和膚質黯沉。

當那些不能接受的東西一直侵入土型人的生活時，會讓他們胃不舒服，肩頸覺得沉重僵硬。一旦他們比較不怕那些不認同的東西，就會開始負面的猜疑和評論，一直否認那些東西的價值，這會使他們胸悶和大腸功能不佳。如果外來的東西力量太大，讓他們無法抵抗，就會有憂鬱、內分泌失調、神經失調和泌尿系統的問題。就成就型人格而言，「熱忱和能力十分重要」，熱忱可以讓他更能接受對自己不熟悉，但是有幫助的事物，來累積身、心、靈的財富，讓人生更有味道，能力可以讓自己更有承擔力，不會對自己不認同的東西抱怨、生悶氣；也不會一直處於被動的配合他人，也會主動表達自己的理念和主動展現自己的能力和才華。

◆金行人

金型人是最在乎完美、公平和正義的人，也是所有知識份子都有的特質，容易產生的是黏膜系統的問題，主要是肺、皮膚、大腸。在他的眼中容不下任何錯誤和不完美，只要看到不對的事情，就會毫不留情的以評論來伸張正義，所以我們又稱金型人是「正義型人格」。

金型人常常會說這個不對，那個不行。什麼事都要評論的人，就一定是金型人，就像是三姑六婆很愛閒聊八卦一樣，不會評論的就不是金型人。金型人總是覺得自己很正確，可以說是知識份子的通病，常常喜歡管他人的閒事，幫他人下指導棋。

當他們認為應該要上軌道的事，如果沒有辦法上軌道，他們就會十分生氣，也會十分悲觀，因為追求完美的本質就是過度悲觀，只是他們沒有發覺到而已。只要他們看不下去，他

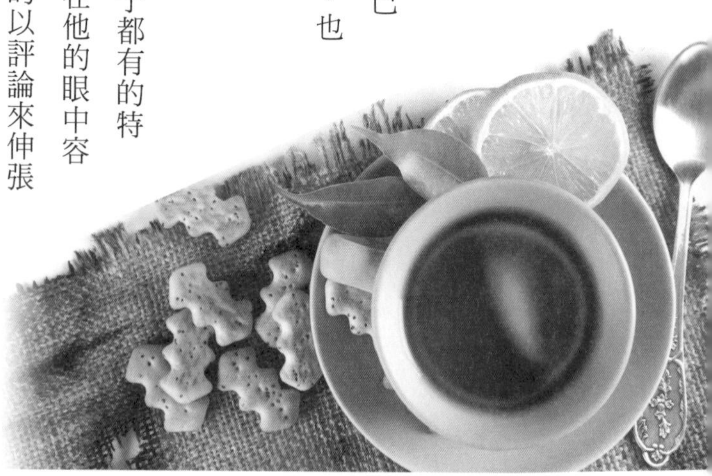

們就會不由自主的緊張或煩躁，如果長期處在這個不滿和悲觀中，他們會不停的思考，要如何將一切都帶到正軌，白天也想，晚上也想，這種悲觀、憂愁和生氣的心情，就會讓他們肺的機能下降，常常會胸悶、心悸、呼吸又快又短。

如果一直生活在是非之中，讓他們的是非觀一直受到挑戰，那就會發生皮膚過敏的問題。當一些自己沒有能力完成或控制的事情，一直圍繞在心中又沒有辦法放掉，就容易產生大腸機能的問題，就像媽媽總是為小孩擔心，或有一些遺憾沒有辦法完成的人，就容易產生大腸的病變。

當自己的能力跟不上自己的標準時，人就會很容易累，膽固醇的代謝也會出問題。當不完美的世界一直圍繞著你，會把此型人逼得很神經質，神經和內分泌系統及泌尿系統也都會出問題。所以就正義型人格而言，「包容力和熱忱的心」是讓你達到完美的利器，包容力可以讓你清楚的看到所有事物的優點和存在的價值，熱忱可以讓你有付出的行動力，不是只停留在評論和紙上談兵。

◆水行人

是最注重自己的才華和感情能不能被大家瞭解的人，是所有藝術家必有的類型。容易產生的問題是神經系統、內分泌系統和泌尿系統。當他們的情感可以順利地表達，又能得到他人感同身受又滿懷善意的回應時，就會覺得非常快樂，最怕的就是他們在乎的人不在乎他們，也不瞭解他們。因為他們特別重視感覺，所以我把水型人稱為「感覺型人格」。

如果對哲學、玄學、藝術、心理、文藝這些感性的事物都沒有感覺的人，就一定不是感覺型人格。優柔寡斷是此型人的通病，因為他們想的比一般人來得多且細膩。當他們的情感不被重視時，就很容易活在自己虛擬的世界中，或沉溺在不良嗜好裡，來幻想自己被重視，藉以彌補空虛的心，所以水型人一旦染上不好的嗜好，就很難戒掉。

水型人最重要的就是有正確的價值觀和是非觀，去選擇正確的路，當水型人不被重視時，人就會變得自閉、退縮，身體上就會有內分泌失調、神經系統失調或泌尿系統的問題。當他們的能力不被認同時，會變得易怒、愚笨又固執，也會使他們失眠、全身僵硬、膽固醇失調。不被認同後，也可能讓他們對自己沒有信心、急躁、又失去行動力，身體就會有心臟無力、胸悶、心悸或拉肚子等問題。

所以，對感覺型人格而言，正確的價值觀和包容力十分重要。正確的價值觀會讓自己能夠不斷修正自己的觀點，將自己天賦的境界提高。包容力則讓自己的視野越來越廣，不會只停留在自己的世界，水型人的能力是用愛和天賦來豐富人生，包容力就會使之越來越豐富，不會走向黯淡，讓自己更自由，更能把自己的感動給表達出來，得到大家認同及善意的回應。

看完解說，大家是否已掌握自己是哪一型的人？接下來的章節，我會把觀念一點、一點的說明，好讓大家更瞭解個性和病痛的關係。

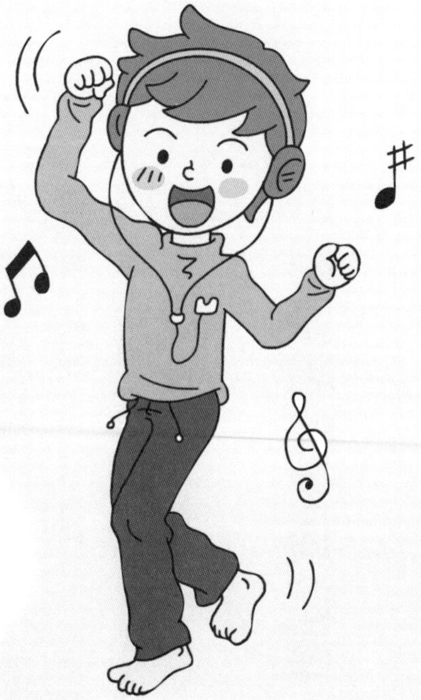

part 1

身心健康與個性密切相關？

不同的負面情緒，就影響了不同的器官。

這些不好的情緒，就會導致身體的器官機能失常，

機能失常久了，該器官就容易產生慢性發炎，

漸漸的變成結構性的永久傷害。

身心不健康的原因

個性急的人，碰到需要細膩又漫長的方式才能完成的事，等於要他的命，一定使他急的很容易生氣，這種就是急如火的火型人。個性細膩又緩慢的人，碰到同時出現很多事，又要快速的在短期間內完成，他會逃避閃躲或拒絕去做，這種就是注重感覺但可能會拖泥帶水的水型人。

是非觀念較強和正義感比較重的人，如果你要他不管眼前所發生的事，也不做任何評論，他就會十分的難受，並認為其他人根本是姑息養奸的共犯，這類人就是不論大事或小事都會斤斤計較的金型人。

脾氣好總是會包容別人，你要他當面說出別人的缺點，他再怎麼說，也說不出什麼缺點，但是心中總會暗暗抱怨，這種人就是很會抱怨吐苦水的土型人。個性上比較好強，總是覺得自己的能力比別人都好，就算自己不會，別人也不可能真的全會，要他不去管別人該怎麼做，或要他承認他人的能力比自己強，是不容易的，這種人就是個性直硬的木型人。

這些就是因為個性不同，而產生不同的負面情緒。

不明原因的生病途徑

本書在說明人除了受傷、中毒和感染以外，之所以會莫名其妙的生病，可分為三種不同途徑所造成的：第一、是每個人不同的個性；第二、是生活習慣不良；第三、是人際關係不好，人際關係包涵了家庭的和諧，與人相處的融洽度，其實就是除了獨處之外，人與人的互動關係。以下就是這三種途徑的說明。

◆以個性上來看

我們以中國傳統的五行分類學，把人的個性分成木、火、土、金、水五種，如下：

第一種是木型人，個性就像大樹一樣，正直、有擔當，但是也會比較強硬，總是直來直往。凡事都有自己一套的看法，對自己執著的事，執行能力很強，但不容易認同他人優點。木型人身體通常比較僵硬，肝、膽機能容易不佳，又高又瘦，就是吃不胖，木型的人通常肩、頸、背、腰都會有僵硬的情形，個性越強硬，身體就會越僵硬。

第二種是火型人，火型人的個性就像火，比較急

簡易行學

不同的負面情緒，就影響了不同的器官

好大喜功的火型人傷心臟、小腸、胰臟，易有心理上的問題；擔心害怕的水型人傷神經系統、內分泌系統及泌尿系統；悲觀憂慮，追求完美的金型人傷肺、大腸及黏膜系統；委屈受氣的土型人傷全身的新陳代謝、胃；怒火中燒的木型人傷肝，膽固醇的代謝容易有狀況。

也比較怕熱，當他們求好心切的行為受到阻礙，或有人反對他們的看法和熱情時，他們就會產生很大的敵意，由於心理長期處於比較激動的狀態，將會使他的血管產生收縮而僵硬，血管內壁就會慢性發炎，所以這種人就容易有心血管的問題，也正如我們所見，通常個性急又好強勢的人，就比較容易心肌梗塞，因為正當他們心跳加速，熱情如火時，有人潑了一桶冷水，把他們澆息。

第三種是土型人，個性上就像大地一樣，比較有包容力，但是在一些特殊的事情上會十分固執，碰到他們不能接受的事，再怎麼說都很難改變他的看法，在表達不同意見時也不喜歡明講，習慣用繞圈圈的方式。土型人很容易生悶氣，或覺得別人總是在找自己麻煩，常常受了委屈又不願意說出來，但會在私底下抱怨。土型人消化系統容易不好，或腰部以下代謝不良，容易累積深層脂肪。

第四種是金型人，個性就像黃金一樣任何事都有較高的標準，好打抱不平、口齒伶俐、判斷力高、愛挑人缺點，並希望大家都可以照他定的規矩走，喜歡幫別人下指導棋，也可以說是知識分子的通病，這類的人皮膚和肺比較容易過敏，呼吸系統會比較差。所以常常會煩惱和好追求完美的人，就容易有肺癌，大家熟悉的鳳飛飛和陳定南就像這類型個性的人。

第五種是水型人，個性就像水一樣，比較不喜歡多事、怕麻煩，不喜歡生活上有太多變化，這類的人對情感比較敏感，身體容易有莫名的不舒服，也比較沒有衝勁。通常老人家到晚年很容易這樣，這個也不好，那個也不行；一下這痛，一下那痛，又十分怕冷。由於他們常常擔心害怕生活上的變化和人生的無常，也擔心自己獨立生存的能力，所以他們的神經、內分泌及泌尿系統就一直處於亢進的狀態，人就會變的很緊張，情緒也不穩定。

◆生活習慣和飲食習慣不良

不良的站姿和坐姿，或固定的姿勢太久，導致部分的肌肉過度勞損及僵硬。

就以撐頭來說，很多人坐久了，就會用手來撐住頭，或力量單獨集中一邊，把身體的重量集中在一邊椅子的手把上，上半身向左歪，下半身又向右歪，看似放鬆的姿勢，但只要維持這個姿勢一小時，就可能導致偏頭痛，哪一隻撐住頭，就是哪一邊的頭會痛，但是並不會馬上痛，通常要到第二天身體比較虛弱的時候才會開始痛。

我們再說一個例子，就是翹腳，習慣性翹同一邊的腳，就會造成骨盆歪斜，一旦骨盆發生歪斜，就會使上方的脊椎、肩、頸也產生歪斜，肩、頸的不正也是導致偏頭痛的主要因素之一。

不僅如此，骨盆不正就會造成走路時兩腳的力道不一致，一般我們認為的長短腳，大多數是因為骨盆不正造成的，一旦發生這種情形，使力較大的那一隻腳的膝蓋，就比較容易增加它的磨損度而提早退化，或坐骨的肌群太過僵硬而壓迫神經，使腳產生痠、麻、痛的情況。因為不會立即產生不舒服，所以我們也不容易想到這是姿勢不良造成的，而且一旦病痛產生，身體疼痛的部位又會因為疼痛而習慣性的使更多的力，那將使病痛一直加重，直到外

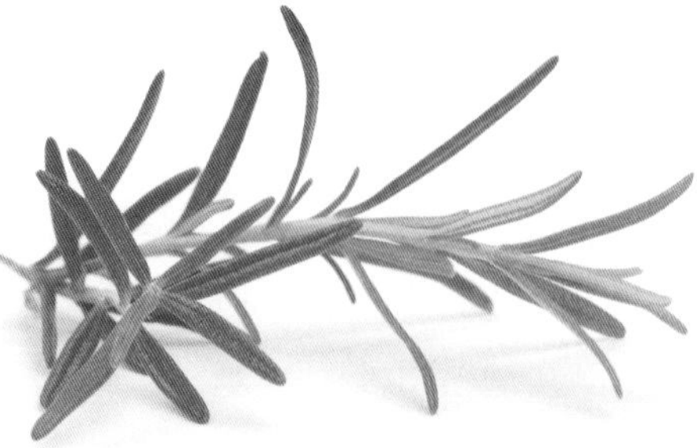

心情緊張通常會造成長期的姿勢不良

通常長期的姿勢不良，會伴隨著肌肉因為心情緊張而造成的僵硬。現在的人由於工作繁忙，所以肩頸和整個背部的肌肉常常很僵硬痠痛。肩頸所代表的經絡是小腸經和膽經，而整個背部所代表的經絡則是膀胱經。

當小腸經僵硬時，就是在告訴我們，我們吸收不到想要的食物，和接觸不到，使我們快樂的事物，但身體又渴望好的食物和使我們快樂的事物，所以才會卡在要和不要的中間，變成僵硬，膽經僵硬則是我們膽識不夠和擔心太多。

膀胱經代表了我們協調外在事物的能力，儘管你覺得自己很棒，別人也覺得你的變通能力很強，但是只要你的背部僵硬，就代表了自己的身體和心理在面臨外在事物變化時，覺得備感壓力。這時背部的僵硬，就會使自律神經失調，而產生膀胱機能型的頻尿。

力（止痛劑、按摩或運動）使僵硬的部位放鬆。

除了不良的姿勢對健康有不好的影響，再者就是不良的飲食習慣。就自然界而言，人類對於糖、鹽、脂肪這三種東西是很難吃得到的，所以造物者在造人時，就會讓人類特別喜歡吃這些東西，一旦發現這三種東西，我們就會很自然的想把它吃下去。

當然那些也是我們必須的養分，但是身體絕不是大量需要這三種養分，畢竟在自然界是取之不易的，所以造物者也不可能這樣做，如果取之不易又讓我們的身體有大量需要，就違背上帝要我們養育眾和上天有好生之德的原則了。

如今我們已經有能力掌握一部分的自然定律，糖、鹽、脂肪的取得對我們來說，已經是非常容易的事，而這三種營養的過量，會讓控制血糖的肝臟和胰臟整個錯亂，使肝臟容易累積過多的脂肪細胞，使胰臟的胰島素及升醣激素分泌失常，大大地危害了健康。

◆人與人的相處之道

俗話說：「人比人，氣死人。」相處得好，大家就快快樂樂；相處不好，就有人會氣出病來。人與人的第一段相處關係，就是寶寶在媽媽的肚子時，如果媽媽在懷孕時，生活得很快樂，生出的小孩情緒就會十分穩定，如果媽媽在懷孕時，總是心情低落，那生出的小孩就會很沒有安全感，將來會非常愛哭和黏人。

又或媽媽在懷孕時受了委屈而變得好爭好鬥，那生出的小孩就會有過動的傾向，所以胎教十分重要，好的胎教不是要對腹中的寶寶做什麼事，而是照顧好媽媽，讓懷孕的媽媽身、心都能十分快樂，小孩是媽媽的肉中肉，心中心，媽媽好，孩子自然就好，所以才有母子連心這句話。

以上三種模式就是產生慢性病的主因，當然如果是受了外傷，或中了毒及病源的傳染，就不在這個範圍之中。

個性的含意與影響

我們常說，這個人的個性好，或那個人的個性壞；這個人個性很積極，那個人個性很退縮，那個「性」到底是什麼？其實個「性」就是在三字經中所寫「人之初，性本善」的「性」，至於人的「性」是性本善或性本惡，這個我們後面再說明。外國就把這個「性」稱為「靈魂」，也就是我們一般常聽的身、心、靈，在中國就把這個「靈」稱作「性」。

我們在判斷一個人的好壞，是依據他所表現出的行為，對人們產生了什麼影響來決定，就如同《鐵娘子》這部電影中，柴契爾夫人說：「想法會變成人生的準則，人生的準則會變成必然的行為，必然的行為會變成習慣，習慣就決定了我們的命運，命運就使我們變成我們想成為的人。」而決定或左右一個人行為的，就是我們的身、心、靈（性），三者同時影響我們的行為。

因為，只要是有靈性的生物，就必定由身、心、性三者所合生的，所謂的靈性，就是願意犧牲自己來讓自己以外的生物過得更好的天性。下面就來說明身、心、靈是如何左右我們的行為和個性，及表現我們存在的價值。

由身體的需要決定行為

我想這一點大家都很容易理解，用身體來決定自己的行為，就像餓了，我們會找食物來吃，冷了就會想找衣服來穿，累了就會想要休息，這是很自然的反應，也是一種生物本能的表現，讓我們的身體可以在安逸的狀態，並免於威脅的傷害。

當我們身處於威脅之中時，身體的本能反應會讓我們可以面對這個威脅，此時我們的腎上腺素會提高，腦神經的反應變快，才好面對所面臨的危機，這時腦袋會讓我們選擇逃跑或奮戰。當然生命不會一直處於威脅之中，動物一旦衣食無缺，也沒有心理上和身體上的威脅，自然會飽暖思淫欲，這也是生物本能。

如果我們都順著身體的感覺，人類的獸性就會慢慢的跑出來，越跑越多，多到失去人性，多到自己覺得可以主宰一切。

在沒有自主性的思考下，讓身體做選擇，那一定是好吃懶做、好逸惡勞，只在乎自己，不在乎他人，只要身體有需求，就會不擇手段的達到目的；沒有碰到威脅時，一定不會乖乖的就範，就像貓一定不會聽老鼠的，除非那隻老鼠比貓還大。

人之所以高於其他物種，是因為人有理性的思考去選擇正確的路，也有感性的同理心，去愛護週遭的一切，如果失去這個能力，那人就和牲畜就沒有什麼兩樣。

由心中的價值決定行為

簡單的說，就是我們經過思考及判斷來決定我們的行為，而思考及判斷的標準，就來自我們的價值觀，只要我們的行為達到了這個價值觀的標準，就會產生成就感。

例如：我們想要一個最新的東西，而且是第一個擁有，一旦我們用盡方法，而且也成功的第一個擁有，擁有的那一刻就會覺得很高興，也很有成就感。而上述的價值觀是由自己理性和感性所交織而成的。我們把價值觀再細分成兩種，第一種是主觀價值，第二種則是客觀價值。

主觀價值就是自己覺得很好，成就感來自於自己的肯定；客觀價值則是自己並沒有太多感覺，只是自己在乎的人覺得好，那我們也就配合一下，這類的成就感就是來自於他人的肯定。

當然，主觀價值不一定等於客觀價值，就以上面的例子來說，可能我並不喜歡那個東西，只是單純要讓他人羨慕，享受擊敗眾人成為第一個擁有的人，從這個過程和結果中，滿足自我的快感和成就感，並得到他人羨慕的眼神，那麼得到這個東西，就只是渴望他人認同的籍口而已了，無論是看得到的東西或看不到的感覺都一樣。

就生物本能來看，生物行為的原因和動力，大多是圍繞著生存和繁衍後代，我們為自己的生存和兒女健全的成長努力生活著，這是出自於感性的親情，也是天性。只要衣食有餘之後，人的心就會有更高一層的變化，孟子說：「衣食足則知榮辱。」一旦身、心沒有威脅，榮辱心就會出現，人就會開始展現自我，用自己認同的方式發光發熱，要如何榮耀自己，並讓自己不受侮辱，便成為一個人存在的價值，而價值觀也決定了一個人的行為。一個人的行為，則代表了他存在的價值，就如笛卡兒所說的：「我思故我在。」

身體要我們選擇麵包，而價值觀則要我們選擇面子，這面子和麵包的身、心內戰，從古至今出現了很多，「要不要為五斗米折腰」，這不是我們要討論的，我們要討論的是，這樣的「兩面（麵）之戰」再加上每個人不同的個性，就會使我們生病，這個在後段五型人格分類時，就會說明。

從自然而然的個性（靈）中決定行為

就是不用身體感覺，也不用心智來判斷，我們就會自然而然去做。就好比父母照顧及保

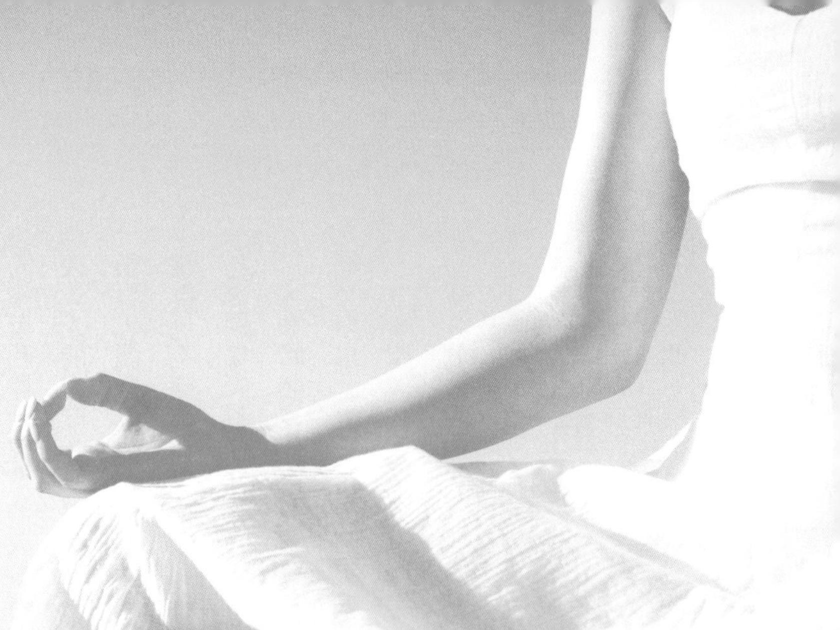

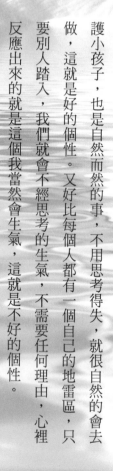

護小孩子，也是自然而然的事，不用思考得失，就很自然的會去做，這就是好的個性。又好比每個人都有一個自己的地雷區，只要別人踏入，我們就會不經思考的生氣，不需要任何理由，心裡反應出來的就是這個我當然會生氣，這就是不好的個性。

就像木型人會為別人懷疑他的能力而生氣，生命的重點就圍繞在能力是否可以發揮出來，並受到他人和自己的肯定，所以我們可以稱木行人是能力型人格。

火型人會為自己的理念和立場能不能受到尊重，及尊嚴和榮耀生氣，生命的重點在於是否能讓自己發光發熱，用自己的光來照亮別人，被你照的人也必須覺得很溫暖，有被照的感覺，所以我們可以稱火行人是榮耀型人格。

土型人會為自己不認同和打亂他們生活步調的東西生氣，碰到熟悉及認同的東西就會有親切感，不認同的東西，就會十分厭惡，生命的重點是在抉擇是否接受及包容所面臨的事物，及累積自己想要的成就，所以說土行人是成就型人格。

金型人會為規矩、是非和得失生氣，生活中最在乎的事，就是一切有沒有照他們認為的規矩走，有沒有亂了法度，是非有沒有一目了然、一清二楚，凡事有沒有吃到虧或不公平。所以我們可以說金行人是正義型人格。

水型人則會為別人不在乎他的感受而生氣，他們判斷事物的標準，是在感覺上，感覺對了就不需要道理，感覺不對，再有理都是不對，所以說水行人是感覺型人格。

這些都是個性（靈）所造成的行為，也是每一個人存在的內在價值和特性，能力型人格會為「能力的肯定」喜怒，榮耀型人格會為「尊嚴」喜怒；成就型人格會為「接受與否」喜怒，正義型人格會為「是非」喜怒；感覺型人格則會為「情感的認同」喜怒。以上是判斷自己是哪一種人格很好的方式，因為瞭解了自己的個性，才能掌握自己會得的病，讓自己活得更快樂也更有意義，也要嘗試著把不好的人格特質放掉，這樣才不會生病。

不同個性的人，會有不同自然而然的行為模式，而這個大個性主要是由三種不的小個性所組成，分別是天生的好個性、天生的壞個性和後天養成的習慣性。好個性、壞個性、習慣性這三個小個性合在一起，便是一個人的個性（靈魂）。

好個性就是孟子主張的「性本善」，壞個性就是荀子主張的「性本惡」，習慣性則是告子主張的「性可善可惡、可東可西」，所以，我們要把三者合在一起，才是一個人完整的個性，在介紹這三種個性之前，我們先說明一個觀念，就是這天生的好個性和壞個性是會遺傳的。

我們不單只是遺傳我們的長相給小孩，連我們的好習慣及壞習慣，好個性和壞個性，不論是看不到的或看的到的，也都會遺傳，如果是兩代以上共同的個性及習慣，那累積的力量就會越強。

在小孩十二歲以前，多半不容易改變，到了十二歲後，孩子自己的個性才會慢慢顯現。也就是說，如果父母很有藝術的才能，生出的小孩天生就會有藝術細胞；好運動的父母，就會有好運動的小孩，但好運動不等於過動。

父母個性溫和，小孩個性也會溫和。父母很有愛心，小孩就很有愛心，不過上述的一切，必須要是媽媽在懷孕時，身、心十分快樂的前提下。但是反過來，如果父母好色、好賭、好占人便宜，那生出的小孩也會好色、好賭、好占人便宜。

即使小孩沒有見過他的生父生母，生活在完全不同的環境，但是這些父母的習性及個性，依舊會寫在小孩子的行為上，所以大家為了自己的小孩，就不要養成太失序的習攢或嗜好，不然小孩也會改的很辛苦。在說明這三種個性之前，我們先瞭解一下這五種人在體形上的特徵。

簡易行學

不同個性的人，會有不同自然而然的行為模式

心智和靈（性）的分別就是，心智所決定的行為，一定要經過理性或感性的判斷，而靈魂則是完全不用經過理性或感性，自然而然的當下就會做出來的行為。所以習慣善良個性的人，自然而然就會做出善良的事；習慣放縱的個性，自然而然就會做出脫序的行為，一點也不費力，也不用經過思考。

找出自己屬於五行人哪種類型？

我們在判斷自己的身材是哪一型的人時，並不一定就會擁有那型的全部特徵，就是第一眼的特徵來看就夠了，而且人剛出生的時候是一型人，隨著時間和環境的變化又會變成那一型的特徵。

例如：變瘦的人，個性會比較自我；變胖的人個性會變得比較懶散；肚子變大的人會比較愛抱怨；臀部和大腿變大，人會變得為情所困；肩膀變厚，人的承擔力會增加；變得駝背，人的包容度會增加。

以上就是五行人的特徵，但是有一半的人是綜合類型的，不過還是有一個主要的特徵，要以十五歲以前的特徵來看比較準。木型的人絕對長臉瘦高；火型的人絕對壯碩，臉色紅潤，體力很好；土型的人絕對背成弧形，肩頸和手掌厚實，臉頰比較有肉，顴骨不高；金型人絕對說話比較快，行動靈活，皮膚不會太黑，身材也不會高大；水型人身體絕對柔軟，比較內向，而且十分重感情，下半身天生就比較大。

在體態上也會有一個主體態，其他的是後來身、心不健康後所產生的副體態，例如一個瘦瘦高高長臉的木型人，如果他的靈活度不高，常常與人衝突，導致自己的能力無法發揮，則下半身就會變大，有水型人的特徵，如果又受了委屈則會有駝背和聳肩的體態，有土型的特徵，所以他就會變得高瘦、聳肩、有肚子、臀圍大、小駝背。

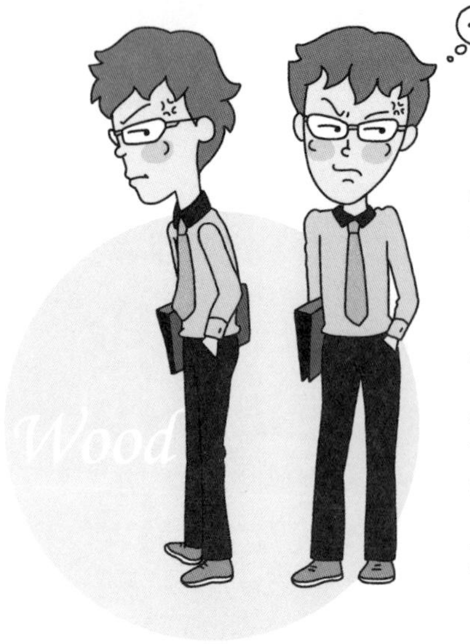

能力

很有執行能力的木型人，身材高瘦，不一定會駝背，但會駝背的一定會生悶氣，臉型長而上寬下窄，瘦而露骨，顴骨高，兩肩高聳，生氣時會冒青筋，愛瞪人。說起話來直而短，木訥，平時話不多，話題要對才會有話。

榮耀型

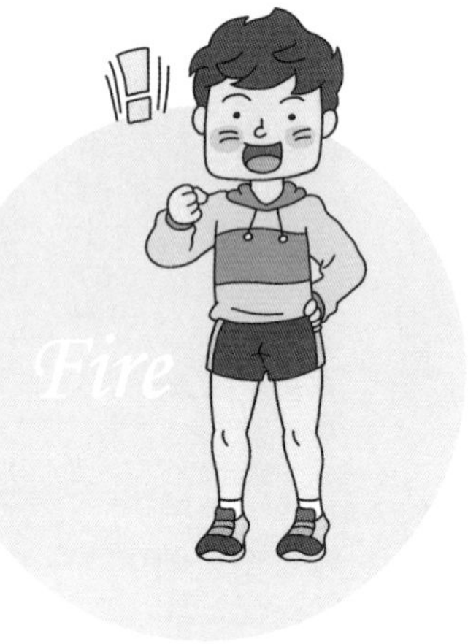

精力充沛，愛出風頭的火型人，聲音偏高尖，臉行偏圓方，下巴寬，臉色偏紅而且多橫紋，體格比較壯，小腿比較結實有肌肉，走路速度快，生氣時滿臉通紅。說起話來動作很多，很幽默，會講風趣的話來炒熱氣氛。

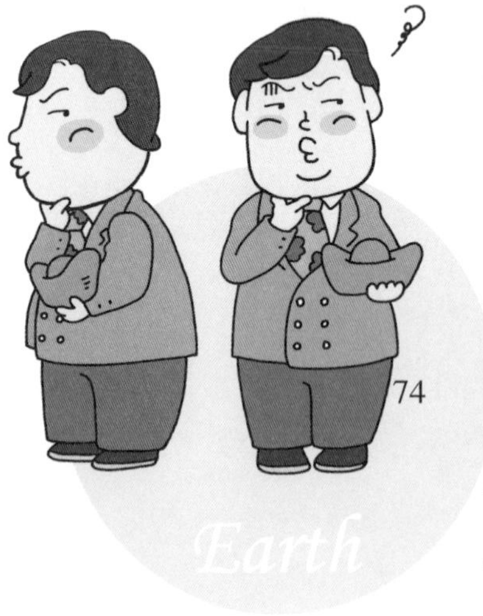

成就型

這是最多有錢人的特質，臉部肉厚，肩背厚實成圓弧型甚至駝背，講話緩和有鼻音，小腹微凸，膚質比較黯沉，肌肉沒什麼線條，生氣時不太說話，臉色泛黃，很會生悶氣，臉很臭。在社交上，成就型的人是一個長者的姿態出現，常常喜歡教導人要如何做事才會成功、圓滿，所以他們會常說：「我告訴你」、「我教你」、「我跟你說……才會成功」。

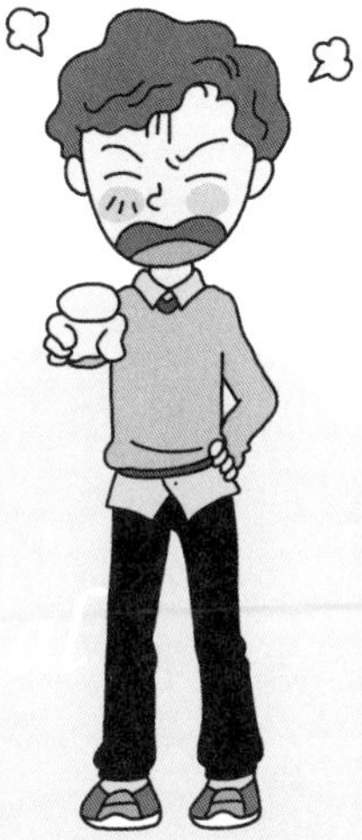

正義型

膚色白晰，眼睛細長，眉清目秀，唇薄齒利，身段不高，行動活潑，聲音響亮，判斷精準，生氣時臉色發白，嘴上一定不饒人，把他人罵到求饒為止。在社交上就是不停的評論，一下評論這個，一下評論那個，說話厲害的不得了。

感覺型

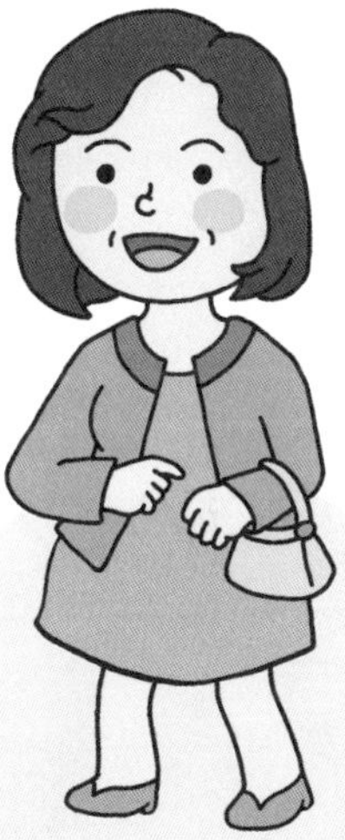

眼睛又圓又大，下半身比較豐滿，大小腿都比較粗，而且橘皮多，眉粗目大，多肥胖，聲音偏喉音，慢長而低，口齒比較不清，體毛比較多，行動緩慢，生氣時就愛哭，臉色暗黑，注重感覺有時討厭現實。在社交上比較不會和陌生人聊天，他們會跟熟識的人在一起，聊聊比較感性的問題，例如家庭、小孩、藝術、文藝、哲學、命理的話題，當然他們的話語中會有很感覺性的字眼，就像「我感覺如何如何」。

三個小個性組成我們的個性

天生的好個性

天生的好個性，就是我們傳統上說的「天性」，俗話說：「上天有好生之德。」這就說明了「天」的德性，就是讓物種越來越多，越來越豐富。

這或許和西方對「天」的理論有所不同，因為大家熟悉的是達爾文的「物競天擇，適者生存。」但達爾文到了晚年，也反對自己的天擇說是自然演變的主軸，因為他發現自然界中，每天所產生新品種的生物，遠遠大過因環境改變而面臨絕種的生物。

就事實來看，如果上天不好生，那所有的生物應該會越來越少，而不是越來越多，而且現在在改變環境的，不是老天而是自私自大的部分人類。生物學者發現，在原始的自然界中，只會發生因為一種新花朵的出現，而產生新種類的昆蟲來幫花朵傳播花粉，不會因為一個新物種的產生，而讓另一個老的物種滅亡，這就是老天的好生之德。

「天」的特性是不自私的付出，所以人只要是不自私，就是天性的表態。看到可憐的人，我們會想要伸出援手，這就是天性。不同個性的人，也會散發出不同的好個性，例如：

【五種天性的好個性】

能力型人格重的人	很有仁愛之心，就像大哥、大姊，一般會主動的照顧人，執行能力強，也很有擔當，是領導者不可缺少的特質，他們會自己帶頭做，也是好榜樣。
榮耀型人格重的人	個性十分熱情開朗和幽默，懂得進退不失其禮，讓大家都很有面子。常常帶給人動力和溫暖，可以說是一個組織的發電機，帶給大家動力，有他們出現之處，必定絕無冷場。這種人格不容易碰到絕境，因為他們在面臨困難時，就會企圖去衝破困難，而且有很強的開拓力。
成就型人格重的人	對人很有包容力，知道事情的根本始末，也很有耐心的做好所有的事，十分會累積成就，一點也不計較得失，並懂得如何按部就班的教導後輩，是天生的教導者，成事不可或缺的人格特質，也是所有富有的人必定具備的個性。
正義型人格重的人	很有正義感，是非分明，總是看得到所有人、事、物的關鍵，他們可以很公正有條理的維護公平正義，判斷分析能力非常好，古代的軍師和謀士就都是這一型的人，是天生的評論家和正義的維護者。
感覺型人格重的人	十分有智慧，能靈活有智慧的處理事情，不會與人衝突，心思細膩並情感豐富，總是為他人著想，就像一個媽媽一樣，能無私的照顧周遭的人，就如老子所說的「水能利萬物而不爭」總是扮演大媽媽的角色，他們一定都有一些藝術氣息和能力。

天生的壞個性

天生的好個性是無私的付出，天生的壞個性就是永遠的自私，完全不在乎他人，也不考慮他人。所有的事，都是以自己的利益為前提，不在乎他人的得失，其實這些都是自卑的表態，害怕失去所擁有的一切，或以占有和控制來鞏固自己的存在感。

想要知道自己現在處於哪一型的狀態，最直接的方式就是看自己的身體什麼地方比較不舒服，但是不代表哪一型的人就一定會生哪一型的病，只有他們個性出問題時才會出現病症，並不是絕對的關係，以下就是五型人格的介紹。

◆能力型

全身筋骨僵硬，腰往下彎時手摸不到地的人，所患的是能力型人格（木型）的病。這型的人，個性上比較不會去認同他人的優點，要他去讚美他人一下，說一句「你好棒」，幾乎不太可能，就算說了也無法真心，總是覺得別人的成就沒什麼，看別人好，嘴巴就酸溜溜的。

大部分這種個性的人，對長輩的意見不容易贊同，而且容易和長輩有所衝突，多半會有習慣性的頭痛，通常腸胃也不會太好，常常覺得很累。

◆榮耀型

心血管系統容易有問題。常常會覺得胸悶或心悸的人，則是榮耀型人格（火型）的病。通常這一類的人說話會比較大聲，十分注重尊嚴，想要什麼就要得到什麼，如果有人反對他或阻止他，就會對那些人非常有敵意，很容易和意見不同的人起口角，也有可能會出手傷人。

給人感覺起來就是個十足的大男（女）人，絕對的衝勁和絕對的權威，也是絕對的欲望，不容許他人的挑戰。在性生活上也會很豐富，因為火型的壞個性，是自私和欲望的大本營。之所以會心臟不好，是因為有人成功的阻礙了他對欲望的掌握，心中自然不是滋味，所以就懷恨在心而傷了心，再者是赤裸的欲望，讓他們失去人性。

但也不是所有心臟有問題的人都是榮耀型的，也可能是沒有能力及本事去展現自己生命的人，或自信心不足的人，心臟也會沒力，因為在他們心裡面沒有榮耀自己的本領，所以就灰心，自然心臟會比較沒力。

◆成就型

常常會胃痛和脹氣或什麼都不吃，就算吃空氣也會胖的人，就是成就型人格的人（土型），因為他們總是吃了一肚子的氣，所以也常常會胃脹氣。

這類人多半背成圓弧形，通常看起來沒有什麼屁股，但是如果同時也有水型的病症，在感性表達有所阻礙，則屁股就會變大，肩頸也十分厚實，甚至有時就像背了一個重重的龜殼在背上一樣。

成就型人格十分愛生悶氣，什麼不高興的事都全部悶在肚子裡，不會說出來，而且十分的固執，什麼人都無法改變他的看法，他們也拒絕溝通，這當然會造成胃痛或消化不良。

脹氣是消化不良的表態，當食物在肚子中停留太久，沒有辦法消化時，食物就會發生腐敗，脹氣就是食物腐壞所產生的氣體，因為人只要沒有辦法消化自己的生活經驗，腸胃就沒有辦法消化食物。人在不高興及壓力過大的情形下，是無法分泌足夠的胃酸、膽汁和胰液的，因為沒有食欲，它們就不會分泌，不會分泌當然就消化不良。所以我們可以說，當一個人心中沒有可以滋養的靈糧，那再好的美食也會索然無味。

偏態的成就型人格，十分會抱怨，對周遭所碰到的東西，只要是不熟悉的，多半都不喜歡，這個也不好，那個也不要，又不知道自己要什麼，就是容不下自己不瞭解的東西。只要是不瞭解的，就全部都是別人給的外來負擔，他們雖然不會覺得自己都對，但是錯就一定是別人的錯。偏態的成就型人格，通常一眼就看的出來，他們生活過得十分緊繃和消極，人生是以被動的方式和負擔的心情生存，能讓他們快樂和值得積極的事並不多，不管碰到什麼事都在抱怨，就是他們的特質。所以當胃不舒服或脹氣時，建議您檢視心態是不是受了一肚子的氣。

◆正義型

皮膚或呼吸系統比較不好的人，則是患了偏態正義型人格（金型）的病。這類的人，眼睛看到的永遠是不完美，可以說是活在悲觀裡，常常覺得很緊張，因為到處都是問題，所以為解決這些問題，他們很容易挑三撿四，總是在找別人的毛病，說話會比較尖酸刻薄。

這類的人通常眼睛比較張不開，呈現細細長長的狀態，膚色也偏白。就愛管人家的閒事，說人家的不是和缺點，也十分愛占別人的便宜，什麼事都錙珠必較，算計得清清楚楚，絕對不容許自己吃到虧。

一遇到不如意的事，常常白天也想，晚上也想，想到睡不著，想著如何讓那些討厭的人、事、物消失，所以人自然會變得很緊繃，呼吸也會變得短暫而急促。

一般我們開玩笑的說，一個人很小氣時，就用小鼻子、小眼睛來形容，其實也真的是這樣，當然這是偏態時才會發生的情形，如果不是偏態，他們會比其他人有條理和細心，看到很多細微的關鍵。

偏態的正義型人格的肺是不可能好的，因為急促的肺，無法進行深層的呼吸，那些停留在肺中的深層廢氣，就一直累積在那裡而使身體的含氧量降低，身體就缺了氧氣，人就會變得死氣沉沉，無法快活，一直活在負面的價值觀中。所以當呼吸系統不好時或皮膚過敏及感冒時，就檢查一下是不是對什麼人或什麼事很感冒？對什麼事情就是不順眼？如果有，就盡量先不要那麼有正義感，否則病會不容易好。

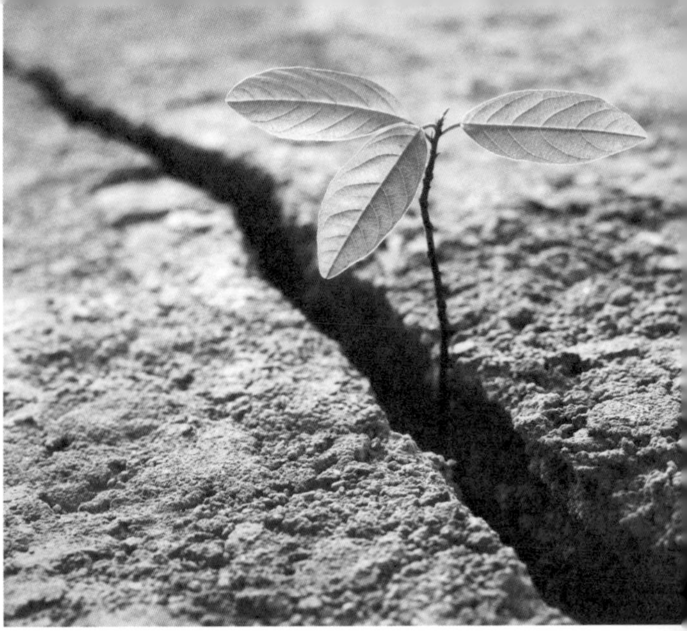

◆感覺型

這型的人很好辨認，只要是比大家怕冷的多，就是算偏態的感覺型人格（水型），如果不在偏態之中，感覺型人格的人腎氣十足，一點也不怕冷。這類的人手腳大部分的時間都是冰涼的，甚至還會凍瘡，我小時候就會。

這型的人泌尿系統比較不好，膀胱的功能明顯比別人差，較鎖不住尿，或尿不乾淨，內分泌也會容易失調。在態度上十分怕事、怕麻煩，也比較不好動。他們的感情比其他類型的人細膩，在處理事情時也會容易優柔寡斷，因為怕事所以動作上會比較遲緩。腰、背、腿都容易不舒服及痠痛，通常背部和脊椎也十分僵硬，嚴重者免疫系統也會出現問題。通常有免疫系統疾病的人，脊椎也都比較僵硬。

因為長期處在一個自己沒有辦法安定及適應的狀態，所以神經及內泌系統的工作量就會十分的大，如果大到連睡眠品質都不好，那神經及內分泌系統就會每況愈下，差到神經緊繃，差到內分泌失調，差到的身體無法控制自己。如果說偏態正義型人格是活在悲觀中，那偏態感覺型人格則是活在恐懼中。

後天養成的習慣性

以熟悉的方式生活，這樣人會覺得比較安定，即便那些習慣會造成傷害。就像很多女性被另一半施暴，卻沒有勇氣分手，寧願一直被打，也不敢分手，有的人會找藉口說不分手是為了小孩，但是通常會動手的人，不會是有小孩後才動手，在還沒生小孩之前就會動手打人了，所以真正的原因就是不敢改變這個習慣。

好不容易克服習慣所產生的安全感，並鼓起勇氣分手，結果新找到的對象，又是另一個施暴者。因為她們習慣了那一類型的人，和這種人在一起才會有安全感，所以不管分手幾次，找到的另一半都是施暴者。

再舉一個比較易懂的例子。大家都有一些不好的習慣，就像抽菸、喝酒、好色、好賭、打電動，有些是因為嗜好而變成習慣，有些是由面子問題變成習

簡易行學

後天養成的習慣性易受環境影響

習慣會使人不用經過思考和感覺，就自然而然的有所行動。習慣是後天養成的，通常都是受到環境的影響，人為了順應環境而養成習慣，活在習慣中會有充足的安全感，通常並不會理性的考慮習慣的好壞，甚至用約定俗成的方式，將這些不好的習慣合理化，例如種族的優劣和階級的特權。

慣，就像和別人喝酒時乾杯，很像很有面子，所以只要和其他人一起喝酒就一定會乾杯，久而久之就會變成一個人喝也會乾杯，因為已經變成習慣，不乾杯就不是喝酒。

抽菸也是，一開始是壓力大的時候才抽，日子久了，就算沒有壓力都會抽，因為抽菸會使他們有安全感。其實看徹底一些，這些不好的習慣只是我們粉飾太平的面具。在這些虛幻中，我們可以假裝自己是安全的、是成功的、是受人尊重的，並從中找到自我肯定的價值，即使這些壞習慣沒有價值，但多少可以彌補真實生活中匱乏的心情。

好習慣就不一樣了，壞習慣是害怕失去的避風港，好習慣則是讓身、心、靈不斷豐富的道路；壞習慣的本質是匱乏，而好習慣的本質則是豐富。豐富的人不怕付出，也不怕失去，因為他

簡易行學

好個性做老大，讓心智規畫出真正健康的人生

人是由身體、心智（包涵理性和感性）、靈魂（好、壞個性、習慣性）來展現我們生命的價值和行為，在身、心、靈三者之中，有一個會是老大，由他來決定我們是怎麼樣的人，當身體變老大時，使我們變成一個自私、自大又軟弱的人；當心智變老大，讓我們變成一個自己想變成的人；當靈魂變老大，讓我們變成一個對世界有正面價值和貢獻的人。

們有豐富的靈魂。

當一個人內心不豐富又急於付出時，那就是用交換的心態在做好事，這反而會使得內心更加匱乏，不要認為做好事就一定會有好報，因為內心豐富的人不會想這件事；會想這件事的人，內心必然空虛。

自然而然的善行，只是展現天性的附屬品，當我們覺得造物一直都在以好生之德豐富大自然的一切時，良善的靈魂就會和上天接軌，而作出良善的事，和有沒有好報沒有關係。當然如果做好的目的是在彌補過錯，那是很好的，因為這個人的心態必然虛心而不高傲。

用高傲的心態做好事，那也是內心空虛的另一種表態，因為怕別人不知道自己很棒，所以才要讓大家都知道。

真正做好事的人，就是「己欲立而立人，己欲達而達人，己所不欲，勿施於人。」看到不好的人變好，看到失去能力的人重新恢復能力，看到孤單的人變得有所依靠，就會非常高興，這就是真正的豐富。正如《繫辭傳》所說：「日新之謂盛德。」真正大的德性就是讓自己每天都變得更新、更好，今天的自己一定比昨天的自己來得更好、更棒。

所以，不論是先天的好個性及壞個性，或後天的好習慣及壞習慣，都會讓我們不經思考及感覺而作出自然的反應，因為那就像電腦的長駐程式一般，已經寫在我們的靈魂之中了。

怎麼樣的人就決定了會生怎麼樣的病。如果只會跟著身體的感官走，我們的心智就會合理化一切身體過分需要的需求，並將良善的靈性完全的捨棄，人就會無止盡的自私，病痛也會越來越多，因為當身體的墮落污染了心靈，人生就會活在負面的情緒和價值中，人的身體必定越來越糟。

如果好個性做老大，我們的心智就會規畫出一連串真正使我們過的更健康、更快樂的人生，不會讓身體的需求為所欲為，把欲望無限擴張，讓身體不能好逸惡勞、好吃懶做，該運動的時候就是要運動，該睡眠的時候就是要睡眠，不要讓負面的情緒餵養我們的靈魂，靈魂需要的是快樂和陽光的情緒，這樣活著才有意思，符合樂活的標準。

不論是什麼型態的人格，都可以用自己的方式發光發熱，來照亮其他的人，讓自己和別人都可以活得很快樂。木型重的人用能力來幫助人，來體驗自己的價值；火型重的人用熱忱與行動力來帶動世界朝溫暖進行，使自己成為熱忱及動力的中心；土型重的人用成就與教化來豐富週遭的人，也讓自己沉浸在快樂之中；金型重的人用公義來發現所有人、事、物存在的價值，來讓最好、最適當的人、事、物，放在最對的位子上，而發揮最佳的價值和功能；水型重的人用愛和天賦來感動每一個人，並運用高人一等的心智和藝術天分，使大家瞭解你的用心和感動，豐富大家的人生，並且也用他們的感動來回應你的感動。

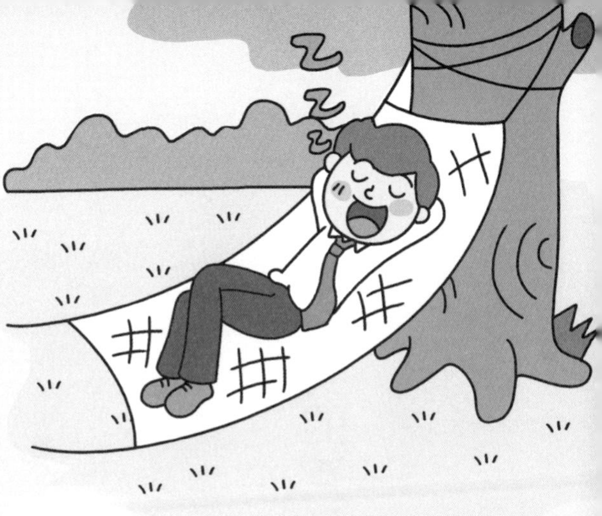

part 2

五行人格的壓力與病因

不同型態的人，壓力源也會不同，這些壓力會作用在身體和心智上，
但是無法直接作用在靈魂上，如果對靈魂產生了影響力，
一定是藉由身體或心智所影響。
就中醫的立場來看，當器官開始不好時，其原因只有兩種可能，
不是發自於內，就是從外而來，
從外而來的不外乎就是外傷或病毒的感染，
從內而來的就是壓力。

個性、病痛與壓力的關係

不同型態的人，壓力源也會不同。能力型的人在努力之後，會因能力依舊不被認同而倍感壓力；榮耀型的人在快要失去榮耀、尊嚴或強勢的立場時倍感壓力；成就型的人在面對不想成就又必須成就的事物前倍感壓力；正義型的人在失序的環境中並企圖讓一切就序而倍感壓力；感覺型的人會因自己在乎的人無視他的感覺時倍感壓力。

這些壓力會作用在身體和心智上，但是無法直接作用在靈魂上。如果對靈魂產生了影響力，一定是藉由身體或心智所影響。人的靈魂可以無限的自由，所以當我們覺得壓力非常大時，就可以用靈魂轉換心智和身體，至少在大原則上，不要讓有限的身體控制無限的靈魂，這樣人才不會活在物（獸）性中。

就一般感覺來看，壓力來時不就只是會緊張一點，怎麼可能會產生病痛，一旦有了病痛，難道心情好，病痛就會消失嗎？其實這種觀念是只知其一而不知其二。

身心間的互動與關聯

就中醫的立場來看，每個器官的健康與否，就看器官的「氣」和「血」是否正常，「氣」就是該器官的機能狀態。一般我們說的氣不通，就是指該器官的機能不佳，有時我們會碰到身體的器官既沒有發炎，也沒有損傷，但就是不會運行，就是所謂的氣不通。

而「血」指的就是器官能不能得到它真正需要的具體營養，血不足就代表著營養不良，我們用另一個現代的名稱來形容更為貼切，就是新陳代謝。這四個字講的是一個好的循環，「新陳」指的是好的營養可以進入身體，「代謝」則是不好的有害物和體內的廢物可以離開體外。

當體內的某一個器官累積的有害物和廢物無法順利的排出體外時，身體就不會讓新的營養再進來，如果在廢物不能離開時又讓的新的營養進來，器官就會腫起來，所以當身體壞的出不去時，好的也進不來，這就是代謝不良。代謝不良久了，慢慢就會變成慢性發炎，該器官的機能就會越來越差。

我舉一個例子，當膀胱發炎到一個程度時，就會尿不乾淨，或忍不住尿，甚至打個噴嚏，尿就跑出來了。這就是膀胱上的肌肉發炎到一個程度，造成神經無法控制這塊鎖住尿的肌肉。所以，當器官的機能不彰或長期的新陳代謝不良，就會使器官漸漸產生結構性的損傷，這時就不是心情好或讓機能正常就能夠真好的。

不過也不是當病情比較嚴重時，心情好就一點也沒有幫助。喜樂的心對病情有很大的影響，因為當我們心情好時，就會分泌好的內分泌，讓身體好得更快，而且身、心的抗壓力也會提昇，所以喜樂的心是健康的不二法門。在十二經絡中掌管喜樂的是心包經，在這先提一下，後面我們再詳細的介紹。

病痛的由來和五行人的壓力源

就中醫的立場來看，當器官開始不好時，其原因只有兩種可能，不是發自於內，就是從外而來，身體絕對不會突然的或莫名奇妙的不適，一定是有病因的。從外而來的不外乎就是外傷或病毒的感染，從內而來的就是壓力。

壓力真的有那麼厲害，會使身體生病嗎？再舉一個例子。以前的乳牛大約可活十二至十五歲，現在的乳牛四歲就差不多了，為什麼科技發達了，牛的生命並沒有延長，反而減少那麼多，原因就是擠奶的壓力太大了，牛的乳頭幾乎都被擠到變形，再者就是外來荷爾蒙的影響。怎麼說呢？外來的荷爾蒙從何而來？那就是飼主給牠們的催乳激素，母牛要有奶，那當然是要生了小牛才會有奶，但是母牛不可能一直都在生小牛，所以只好打荷爾蒙來騙牛的身體，讓母牛的身體一直覺得才生完小牛，這樣就一直都會有奶，先不考慮這樣生產的奶對人體有沒有壞處，但這個壓力足足讓牛少了三至四倍的生命。

壓力減損健康和生命

其實所有動物都有一個壽命的年限，大約就是成熟年齡的十倍，一隻狗一歲半成熟，所以大概可以活十五年，人的成熟年歲大約是十八至二十歲，所以照這個生命週期來看，人是要活一百八十歲至二百歲，不過目前除了神話和聖經裡，尚沒有人真正的達到這個年齡。

在我看來，這些都是壓力造成的。其實醫學上有一個報告，人的心臟如果好好使用，心臟所產生的電力至少可以讓它跳一百五十年，所以不可小看壓力的殺傷力。

人生有各種不同壓力，而這些不同的壓力也同時危害在不同的肌群（經絡）和臟腑，讓這些經絡和臟腑累積過多的腎上腺素。而過多的腎上腺素，不只讓經絡（肌肉群）和臟腑緊張僵硬，更會因為機能不彰而提前老化。

因為當這些器官緊張僵硬太久，就會引起慢性發炎，當慢性發炎發生時，該器官就會慢慢鈣化或累積過多的脂肪及膽固

簡易行學

壓力造成身體機能不佳

人生有各種不同壓力，而這些不同的壓力也同時危害在不同的肌群（經絡）和臟腑，讓這些經絡和臟腑，累積過多的腎上腺素。過多的腎上腺素，不只讓經絡（肌肉群）和臟腑緊張僵硬，更會因為機能不彰而提前老化。

因為當這些器官緊張僵硬太久，就會引起慢性發炎，當慢性發炎發生時，該器官就會慢慢鈣化或累積過多的脂肪及膽固醇，這將導致神經無法順利控制該器官，因為被油擋住了，此時機能就會不彰。

醇，這將導致神經無法順利控制該器官，因為被油擋住了，此時機能就會不彰。

那為什麼只有人會產生這些腎上腺素，狗、貓、鳥都不會呢？因為狗、貓、鳥會釋放它們的不滿，當它們不喜歡所處的地方時，它們的腦袋就會下令並釋放腎上腺素給肌肉力量，讓它們離開，只要它們一動作，這些腎上腺素就會被用掉，不會累積。

但是人就不一樣了，當我們不喜歡一個地方時，不論是老闆的辦公室或教室，在理性的考量下我們不能離開，但是只要我們不喜歡這個場所，腦袋的本能反應就會下達指令及釋放腎上腺素到我們的身上，但是我們在理性的判斷下就是不能離開，這些指令和內分泌就全部留在身上，造成僵硬緊繃的情形，日子久了就會變成慢性發炎。

這種慢性發炎發生在不同的地方，會有不同的反應，但都是會使那些器官和組織發生退化。如果發生在骨骼上，會使骨骼內的脂肪細胞增加，導致骨質漸漸的流失，骨頭變得空洞易碎；如果發生在關節上，關節就會慢慢鈣化，並造成關節可以活動的範圍越來越小，也越來越不能動；在肌肉上就會發生痠痛僵硬，而漸漸的使不上力，再嚴重就可能開始萎縮；如果發生在肺部，會發生纖維化。

由此可知，身、心是一體的，當壓力和負面情緒越大時，身體的免疫能力和自癒能力就會越來越差。

五行人格的壓力分類

每一種壓力都會有它主要影響的器官，一樣以五行來分類：

◆木行的壓力

與能力是否受到肯定和自信心不足所產生的壓力，在能力性人格中比較容易發生，尤其是別人一直評論你的能力或不屑你努力的成果時，其影響了肝和膽固醇的代謝。因為太有個性，又一直得不到他人的認同，就會使人憤憤不平，也使肝、膽的機能降低。

◆火行的壓力

與欲望（包含自私和無私）、權力和尊嚴有關的壓力，在榮耀型人格中比較容易發生，影響了心臟、小腸、胰臟和胸口（心包）及精神狀態，當欲望或想做的事受到了阻礙，有人阻止你的理念或行動時，這四個部分的機能就會選擇性的下降。

◆土行的壓力

與包容力和接受度有關的壓力，在成就型人格中比較容易發生，影響了身體的淋巴系統和胃，當我們遇到事物不是我們想要或不喜歡的，並認為它沒有辦法造就我們生活的豐富和富有，但又要強迫自己必須接受或成就時，胃和淋巴系統（新陳代謝）就會功能不好。

◆金行的壓力

與是非、做人的原則和財物的得失有關的壓力，在正義型人格中比較容易發生，影響了肺和大腸，當自己的原則一再被破壞或達不到自己認為的標準，或覺得吃了虧，不論是道理上吃了虧、財物上或情感上，但是自己又無法放下這些原則，十分氣不過時，肺和大腸的機能就會下降。

◆水行的壓力

與不能適應外來環境變化有關，或自己在乎的感覺別人不在乎，尤其是你在乎的人不在乎你的感覺時，最容易發生。這在感覺型人格中比較容易發生，影響了泌尿、內分泌及神經系統，因為生活在一個讓人緊張的環境，會使神經系統和內分泌系統隨時處在一個備戰的狀態，如果一直讓身體處於這樣的狀態，自律神經就會因為長期的亢奮而失調，就有可能造成頻尿和失眠的情況。

所以當我們的臟腑不好時，就要檢視一下自己，有沒有這些問題，雖然你不是那一型的人，但是只要有了這些壓力或不適，就一定要把這些負面的情緒全部丟掉，否則這些標地器官只有越來越差，很難好轉。

五行——大自然的五種必須元素

在瞭解五行人格之前，先簡單介紹五行的概念。在傳統中國的自然哲學或科學觀中，五行就是組成大自然的五種必須元素，造物者就是用這五種元素來創造萬物的，而萬物也都有五行的特質，只是分量多寡的問題。

依據這個分量的多寡，萬物就會有不同的獨特性，在自然界中不會存在一模一樣的生物，但有可能相似，因為重複就代表了沒有存在的意義，所以重複也等同於死亡。

五行的基本原理

就像台語有一句歇語：「人若不照天理，天就不照甲子。」大自然所有的一切都是相生相剋的，所以人的個性也是如此。當一個人的感性和理性一致時，做什麼事都會格外的順手，因為感性上想做的事，也是理性上應該做的事。

但是，大部分的人都沒有那麼好運，常常是想做的事不能做，不想做的事又不得不做，這時個性上的矛盾就會出現，人也會十分掙扎，不容易找到下一步的路，但是這個矛盾也不完全不好，如果走的出來，就可以讓視野變得更寬廣。

除了理性和感性的衝突之外，人在不同的觀點上也會有截然不同的看法。在紫微斗數及占星學上都充分的說明這一點，想做的事不等於應該要做的事，想法和做法是身上不同的主體，兩者是可以完全不同的。

舉個例子來說，一個十分注重公開場所形象的人，在家中可能很不稱職，不是一個好爸爸或好媽媽，儘管大家都認為他們會是一個好爸爸（媽媽）。再舉一個例子，一個很會幫朋友打抱不平的人，當自己吃了虧，卻會選擇不了了之。很多看起來應該是一貫的態度來處理的事，但是換了一個面，也可能就變了一個人，在外一條龍，在家一條蟲；在外樂於助人，在家就漠不關心。

在占星學中就把一個人分成十二等分來看，對自己、對自己的擁有物、對兄弟姊妹、對家庭、對自己的小孩、對自己正義觀、對另一半或親近的朋友、（對性、愛及天賦）、對自己的哲學觀、對事業、對朋友、對心理（靈）。

簡易行學

五行是大自然的食物鏈

五行的原理就像大自然的食物鍊，一種生物幫助另一種生物的生存，一種生物又克制了另一種生物，讓他們不會獨大，一旦獨大到沒有其他的生物可以制衡他們，而他們也不遵守大自然的規矩，那大自然就會制裁他們。

在這十二等分中，又包含了每一個立場的想法和做法是一致或衝突，再加上十二等分本身的衝突，「自己」對「另一半」的衝突，選擇自私或付出；「擁有物」對「天賦」的衝突，選擇實際或感覺；「兄弟姊妹的影響」對「自己的哲學觀」的衝突，選擇傳統觀念或自己的觀念；「家庭」對「事業」的衝突，選擇愛家或愛自己的成就；「小孩」對「朋友」的衝突，選擇小孩重要或自己的社交重要；「正義」對「心靈」的衝突，選擇理性或感性。

這些一再的證明，人的思想越豐富就越容易產生和自己的觀點衝突，而這些觀點的衝突其實是正常的，本來就是角度不一樣，想法也就跟著改變，也不用覺得自己是很矛盾的人，只要是對自己好的觀點，就要去認同，對自己不好的觀點，要懂得丟掉，這樣就夠了。

五行的運行和邏輯

瞭解五行要從兩個不同的角度來看，一個是「自然」的角度，一個是「人」的角度。

自然的角度就是從大自然養育照顧萬物的步驟來看，大自然運行是從火↓土↓金↓水↓木為一個完整的循環。「火」指的就是太陽，有太陽才會有萬物，太陽的光照在「土」地上，讓土地的生物可以藉由太陽的光而生存，於是天地開始互動，產生規律的變化，這個自然界規律的變化就以五行中的「金」來代表，金指的是不變的真理，天地萬物都是照著這個規矩在運作。簡單的說，就是指四季的變化，天地有了規律的變化後就會產生規律的雨水，光和水就是萬物最基本的元素，因為只要是有機質，就一定是碳水化合物，簡單的說就是燒乾後會變黑的，就是碳水化合物。順著以上的步驟，植物就開始產生，木不但代表了所有的植物，也代表了萬物，這就是自然界的五行。天地交泰，光在上要下，水在下要上，正如周易謙卦所言：「天道下濟而光明，地道卑而上行。」萬物的軀體都是由大地的元素組成，而大地也任我們取用，但是不能違背天理。

就人而言，五行是從木↓火↓土↓金↓水結束。這代表了一個人成長的過程，木代表能力，火代表付出，土代表成果，金代表經驗結合成知識，水代表找自己的天賦來豐富人生並靈活的運用知識與經驗所產生的智慧。

現在把五行串在一起，就是人一旦有能力（木），就會開始對自己付出（火），付出後必定有所成果（土），有了成果就會產生經驗的累積（金），當經驗累積到一定的程度，便會找到自己獨特的天賦。

俗話說：「先下死功夫，才有活學問。」由於天賦是自己一點一滴累積來的，所以經得起任何的考驗，也是生命的智慧（水）。再者，天賦也是我們所愛的，所以就能加強我們的體力和腦力，能力自然也就變強了，這就是五行基本的特性。我們再說仔細一點，木代表了能力，有能力才可以存在，人從出生的開始，就是以能力來決定他可不可以生存下來，身、心、靈是否有生存的意願，然後我們的能力是否可以得到大家及自己的認同，木也代表了生命的成長和充實，也就是讓我們越來越有能力使自己變得更好，也讓大家變得更好的能力，就像大樹一樣，使自己壯大、美好並造福週遭的所有生物，利人利己，沒有任何生命受到委屈。

木生火

有了能力之後，就要開始散發我們的能力，用自己喜歡的方式發光、發熱，就像太陽一樣照亮他人、溫暖他人一樣。

就生命的角度來看，沒有人不愛現，只是現的方式不一樣，除非他沒有生命的方向，那自然就現不出來。所以，讓大家覺得你的存在是很重要的，沒有了你，大家會覺得失去方向，這就是火，用自己的方式來榮耀自己。

但是，如果沒有能力的人，就沒有辦法發光發熱，所以五行中是以木生火，沒有木頭的能力就生不出火來，所以榮耀型人格若沒有能力，就什麼都榮耀不了。

火生土

當我們有了自己的能力去發光、發熱，做會榮耀自己的事和想做的事，就必然會有所成果，土的特性就是厚德載物，厚德的「德」其實就是得到的「得」，這個「得」包含了身、

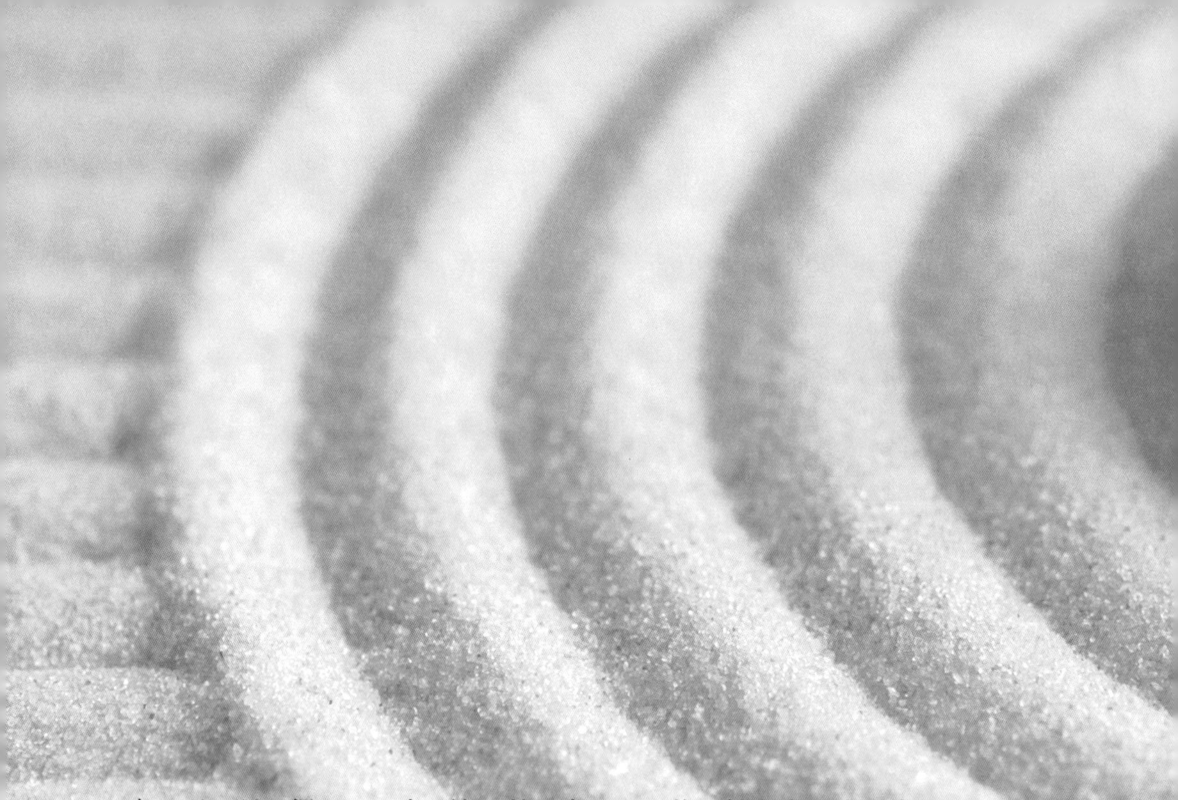

心的良善。

厚德載物的意思是，你得到了很多具體良善的成果後，還能去教化他人，包容他人，成就自己也成就他人，讓那些人可以在你的照顧下發光發熱，實踐他們自己的價值，此時你必定可以得到他的回饋，因為他也是你的一部分，成就他人的同時，也代表自己很有成就。

成就型人格最適合的工作是和教導有關的，其實想要做大事業的人，就一定要有榮耀型人格和成就型人格及感覺型人格的優點，沒有熱忱和感動就沒有人會跟隨你，沒有包容、成就和腳踏實地的付出就不會有豐盛的結果。

要能夠包容人、教化人、成就人，本身也要有很大的熱忱，帶給人光明與方向，不然就沒有人會跟著你，所以才說是火生土，如果人家跟著你，你又沒有辦法給人家光明、希望、成就與方向時，那自己就變成一片死土，再好的種子在死土上都不會有好結果。沒有熱忱的人，是不可能達到真正的包容，因為他沒有能力讓自己變得好，更沒有能力接納他人的好，所以成就型人格若沒有熱忱，就什麼都不能接受，活得很不快樂，什麼也造就不了。

土生金

當我們可以帶給人方向，又能讓包容、教化他人，自然而然就比較能掌握所有人、事、物成敗的關鍵，也能發掘他人未知的優點，因為你能夠帶給他人光明，自然就比他們看得更清楚，也更有知識，因為你厚德載物，就能夠鑑往知來，從過去的歷史中，找到別人未來的定位，就好像老師最清楚自己的學生有多少斤兩，直到學生超越了老師，這就是金的特質，也是知識分子的特質。

知識分子總覺得自己的知識比他人淵博，所走的方向比他人正確，對未來的掌握也比他人好，所以當然也可以給他人最好的建議，只要他人乖乖地照我的規矩走。

不論古今中外，大家都以黃金作為真理的代名詞，也代表了價值，也象徵了公平與正義，所以偏金型的人，是很好的執法者、謀士、大臣、評論家，三國的曹操、孔明就是這一型的人。

好的正義型人格，總是看得到每個人的專才，知道什麼人要放在什麼位子可以發揮最大的效用，所以金的特質展現在身上，便代表了我們的價值觀和是非觀，也影響了一個人的毅力和判斷力。

當他們下定決心要改掉不良的嗜好時，例如：戒菸、戒酒，多半都會成功，正義型的人所維護的正義是讓所有不同形式的優點，皆能不衝突的同時存在，讓百花齊開，所以才要維護好秩序。

金型的人懂得視人用人，是因為他們見多識廣，看過的事多，瞭解的事多，真正吸收和接納的東西也多，所以正義型人格如果沒有成就型人格的涵養，就會沒有見識又好管閒事，看什麼東西都不對，所以才說是土生金，不能厚德載物的人是沒有辦法做好公平正義的事，正義型人格的人若是沒有包容和造就他人的心，就無法正義，只有自私和批判。

所以當我們在評論他人的不對時，就先問問自己是不是可以包容他人，是出於善意的教導，而不是毫無認同的評論。

金生水

金型人的原則是讓一切就序，可以照著規矩走，讓大家都可以自由快樂的生存，就好像法律的存在是在維護多數人的權力。但是，只要定成規矩，就一定有所遺漏，就正如老子所說的：「道可道，非常道。名可名，非常名。」

在真理被表達出來的同時，那就不是真理了，說出來是讓我們能夠瞭解，如何經由實踐使我們融入在真理中，這就是制度的價值，因為規矩是死的，但是人是活的，所以我們要不停的修正我們訂的規矩，盡可能不要委屈任何人。

水的特性就是智慧，靈活得解決所有破格的突發狀況。理性的部分是正義型人格的事，感性的部分就是感覺型人格的事，法規的存在是在保障所有的「情」得以申張，所以是先有情才有法。

感覺型人格的是五行中最有感召力的一型，大部分的藝術家、科學家、哲學家都是這一型的人，因為他們可以感覺出別人感覺不到的真理，他們的心思就是比較細，就像媽媽一樣，家中成員的心情她都能瞭解，也能無私的為家中的成員付出。

在延安時期的毛澤東就是典型的感覺型人格，他除了帶給部屬熱忱、光明與方向之外，也能夠帶給人溫暖，帶給人愛，他用愛構想了很多美好的將來，讓大家感受到他的溫暖，並相信他所說的故事就是美好的將來，就算那個夢並不合理。

所以歷史上所有有能力的領導者，都具有水、火二行的優點，就是熱忱和愛必須同時存在，三國時期的劉備，也是三國中最受百姓愛載的君主，百姓也願意跟他吃苦，就是因為大家感受到他的愛。

國父孫中山也是，為什麼有那麼多人願意為了他的革命而死，也是因為大家感受到他的愛。就像老子所說的：「水能利萬物而不爭。」愛有滋潤人生的能力，而且滲透力很強。但

感覺型人格的人是以自己的感覺來判斷所有的事，所以如果失去了正確的人生觀，他們就可能沉溺於自己的嗜好之中，幻想著那就是真實的世界。

水生木

如果好的感覺性人格的天賦和智慧是經由豐富的經驗所累積而來的，就一定不會偏離真理和正確的路，因為那是生命一點一滴所累積來的，其中也包含了公平和正義，所以是經得起任何考驗的智慧。

因為我們愛我們一手培養出來的天賦，只要有愛，就能強化我們的能力。所以能力型人格若是沒有智慧，沒有感覺，沒有愛，就只會橫衝直撞，沒有辦法去施展自己的能力，只會得罪所有的人，尤其是長輩。

就人的角度來看，是先有能力（木型）再把能力發揮出來，並造福、溫暖所接觸的人（火型），付出後除了自己有所成就，他人也必定有所回應，並融合他人的優點，讓自己變得更好，並教導他人也變得更好（土型）。

學識淵博後，經驗就會多，經驗的累積變成一套正確的知識、價值觀和人生的準則，總是能看到世間的美好和啟發他人的優點，而不是悲觀看世界（金型）。當看到所有人、事、物的優點後，自然也會看到自己獨特的天賦，也是自己的人生智慧，其中一定有愛，只要是有愛、有感覺的東西，就可以豐富我們的人生。

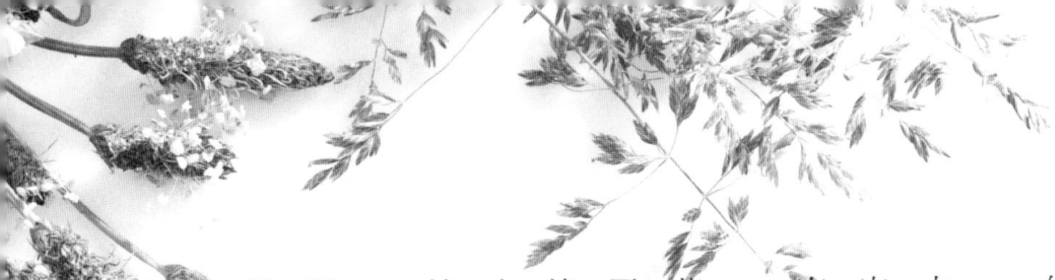

讓自己活得更自在、快樂（水型），人本身就不可能完美，真的達到完美的境界，那也不是人了。但人可以越來越接近完美，讓自己越來越新，而不是越來越老。要懂得變好，人的能力才會提昇，好的正面循環才會不停的轉動，活到老，學到老，也高興到老。

五行相生的特性，在上文中我們可以清楚的看到，木生火、火生土、土生金、金生水、水生木，生人的是「母」，被生的是「子」，「子」是被「母」生下來的，所以「子」就必定會有「母的特性」，如果子沒有母的特性，那就不會有好的表態，我們會用「脫母」來形容。

不論五行中的哪一個人格，一旦脫了「母」就會活得不快樂，也活不出自己的價值。若能力型的人沒有智慧，也就不可能有能力；榮耀型的人沒有能力，就無法發光發熱榮耀自己；成就型的人沒有熱忱，就什麼都成就不了，看什麼都不順眼；正義型的人若不懂包容也沒有成就，也就無法伸張正確的正義，只是狹義的不認同批判；感覺型的人若是沒有累積人生價值和正確的價值觀，就會沒有智慧，也經不起考驗，更不會用愛來豐富人生，只會沉溺於感覺之中，看不出什麼是真、什麼是假。

如果「子」沒有脫離「母」，能力型的人就自然會去榮耀自己；榮耀型的人自然就會得到自己想要的成就；成就型的人自然就會順著物性發現事物的秩序；正義型的人自然就會讓所有的情感不受委屈，找到所有的好；感覺型的人自然就會找到自己天賦、智慧和愛，來豐富自己和他人的人生，並加強展現自己的能力。

part 3
五行相生的人際關係

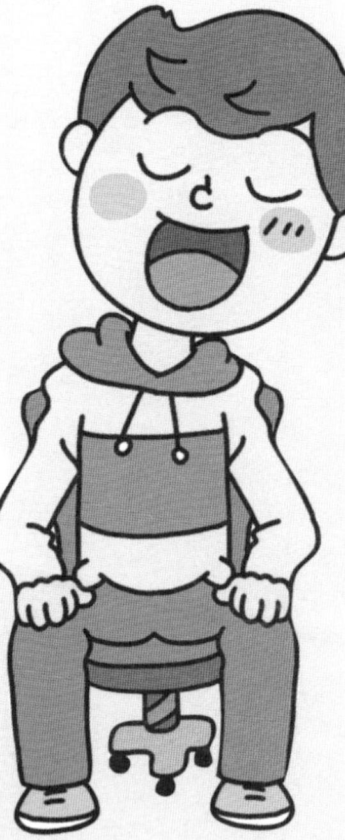

人與人在相處，總會碰到一些助緣，
也就是有人會自然而然的幫忙你，
或襯托出你的能力，那些人的個性天生就會輔助你的個性，
這就是在五行人格中的人際助緣。
水是木的助緣，木生火、火生土、土生金、金生水。

相生相助的因果關係

水木而言，水是母，木為子，母生子，水生木。

木火而言，木為母，火為子，母生子，木生火。

火土而言，火為母，土為子，母生子，火生土。

土金而言，土為母，金為子，母生子，土生金。

金水而言，金為母，水為子，母生子，金生水。

上面我有提到「子」為「母」生，所以「子」必定像「母」，要是「子」失去「母」的優點，就沒有辦法發揮「子」好的特性。

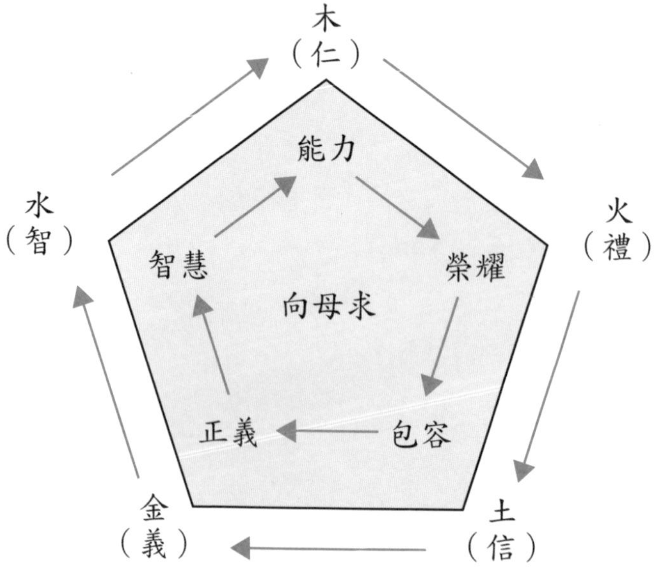

巧妙運用五行人格的特性

能力型人格要是沒有能力發揮自己的能力，那就是智慧不夠，所以能力無法發揮。感覺型人格要是沒有愛也沒有傳播天賦的智慧，那就是沒足夠的知識和生命經驗及正確的人生觀，不知道正確的方向在哪，更沒有判斷的能力。

正義型人格要是不能維護及堅持正確的事，判斷力有所偏差，那就是學問不夠淵博，真正可以包容和成就的事物不夠多。成就型人格若是無法包容教化及接受所接觸的事物，那就是沒有熱忱也不感興趣和不認同所接觸的事物。榮耀型人格若是沒有辦法讓自己發光發熱，那必定是能力不足。

所以當五行人格出了問題，或沒有辦法活出自己的特質，就是他們已經脫離了「母」的優點。

人與人在相處的時候，總會碰到一些人並沒有刻意幫你，但就會自然而然的幫忙你，或襯托出你的能力，那就是那些人的個性天生就會輔助你的個性，這就是在五行人格在人際關係上，他們個性剛好是你的「母」個性，而你的個性剛好也是他的「子」個性，所以他們就會自然而然的幫忙你。

當然有生就有剋，也會有些人一靠近你，你就會變成空氣，讓你的特性一點也展現不出來，這就是你的個性被他們剋到。除了相生相剋的關係之外，其他的關係都是對等的，沒有加成或減成的效果，完全看兩者的有沒有衝突，誰比較強大來決定。下面我們便來談談相生的關係。

智慧生能力──水生木

就「水生木」而言，水代表了我們天生感覺的能力，你對什麼東西比較有感覺，那就是上天給你的天賦。對數字有感覺的人就可能成為經濟學家或數學家，對情感有感覺的人就容易變成心理醫生，對生命的經驗比較有感覺的容易變成哲學家，對人體有感覺的可能變成外科醫生。

感覺越強，表示能力就越高。對理性有感覺的，就對理性的工作拿手，對感性有感覺的就對感性的工作拿手。在我們的身上就是如此，當然在人際關係上也是如此。

木型人天生喜歡別人讚美他，但是也天生最不喜歡讚美別人，水型人則天生喜歡說別人很棒，所以木型人碰到水型人，就很容易發揮自己的優點，因為一直被別人說很棒，自己就更能展現自己的優點。

水型人很容易受到感動，也很能體會木型人當能力不被認同時，難過痛苦的心情，所以水型人對木型人有療傷的能力。如果碰到是成熟的水型人，他會很有智慧也很有愛心的教你要如何展現自己的能力，就像媽媽照顧小孩一樣，他們知道怎麼豐富你的心，對你一點也沒有壓力。

如是碰到不成熟的水型人，他們的笨拙和沒有自信心，也會激發木型人天生照顧弱勢的精神，來強化木型人的優點，不成熟的水型人「愛哭又愛跟」，而木型人也很喜歡當大哥，這樣剛剛好。

這樣的關係就很像你是執行長，而那些人是你的一級幕僚，如果你是能力型的人，就要多和一些感覺型的聰明人在一起，他們的執行能力不好，但是很有才華，當木型人要忙水型人執行理念時，就會更凸顯你的能力，水型人的光彩將全部展現在木型的執行者身上，就很像一群工程師研發的要死，但是風采會全部在不懂程式的執行長上。

能力生欲望——木生火

就「木生火」而言，木型是一個人的能力。有了能力才可能有欲望，才有自己想要做的事，不論這個欲望和熱忱是為公，還是為私。就人際關係而言，實踐你熱忱的想法是十分重要的事，如果沒有辦法展現自己的熱忱讓大家都知道，或理想和欲望沒有辦法實踐，火型人

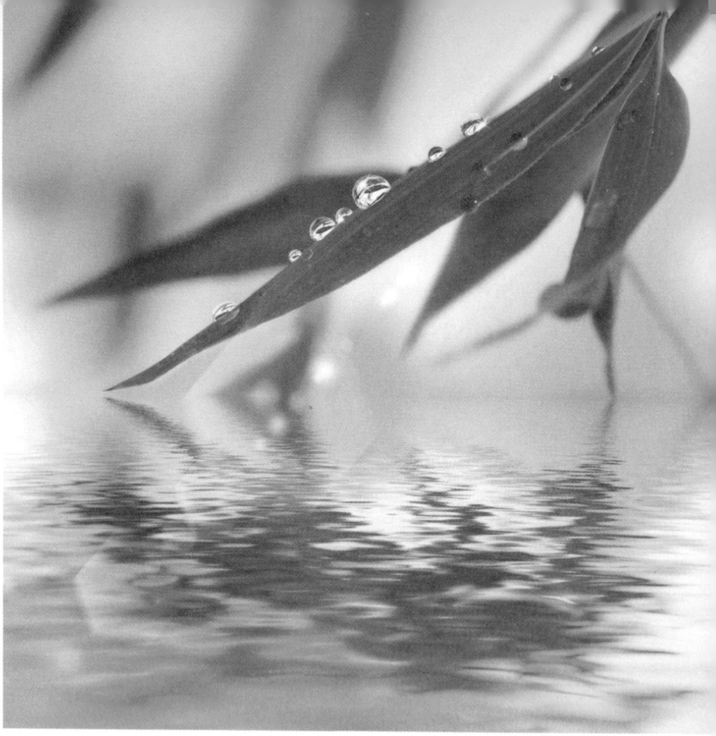

將活得十分不快樂，一點都沒有活的動力，沒有光芒，也沒有尊嚴，那是相當可怕的事。

所以榮耀型人格要活得快樂，就一定要達到心想事成才會快樂。不過，火型人的行動力是五行中最強的，所以他們只要想做的事，就一定會去做，而且任何困難都不怕，除非那些困難有壓倒性的力量。

所以火型人需要碰到執行能力超強的木型人，來幫你執行你的理想，而這群執行者也要符合一些條件，第一是你對他們有一定的領導地位，第二是他們認為你的理論十分正確，跟著你走可以帶領他們成功及走向幸福，就很像爸爸帶著孩子一起在做家族企業一樣，第三是他們的執行能力非常的強，第四是他們的個性直來直往，不會對你拐彎抹角，第五是你會帶領、包容及照顧他們，走向你認為光明的路。如果能夠有這群木型的執行者，那你將會光芒萬丈。

欲望生成就——火生土

就「火生土」而言，「火」是一個人的熱忱、欲望及行動力，而「土」就是你付出後所累積的成就，欲望越強烈則行動力越強，當然所得到的成果也就越豐富。

如果你是土型人，累積身、心、靈的成就對你而言是最重要的事。你是天生的教導者，又經驗豐富，所以你也喜歡教導別人，讓他們也可以走向更好的路，只要你認為這個人值得讓你幫助，你就會不吝嗇的幫助他們、教導他們，當然也會有一些是你覺得不值得的人。

成就型人格是所有富有的人都一定有的特質，因為他們總是腳踏實地、按部就班地做好每一件事，所以當然容易比別人更能累積財富。土型人天生就愛教導他人，所以他們喜歡有熱忱又努力的人來當他的朋友或部屬，土型的人最不喜歡莽撞、白目又沒大沒小的人，這樣的木型人會讓土行人氣得一肚子的悶氣，而且完全沒有辦法溝通。

火型人如果會主動熱忱的去幫助或跟隨土型人，那一定是土型人累積了很多身、心、靈的成就，讓火型人很嚮往，所以他們才會跟你在一起，因為火型人喜歡有成就，所以自然喜歡跟有成就的人在一起，而累積成就也正是土型人的專長。

就很像孔子帶弟子周遊列國一樣，孔子希望自己的生命有愛他的弟子可以傳承下去，而弟子想要和孔子一樣，有豐富的智慧和人生的成就。

成就生知識——土生金

就「土生」金而言，土型是我們的成就，而金型是累積成就的心得，也是我們的價值觀及人生觀。從過去的經驗中找出正確的法則，只要照著這個法則去做，就一定會成功，否則面臨的只是失敗和白費功夫，所以人生沒有足夠的成就，就不會有正確而扎實正確的價值觀。

就人而言，金型人天生就是正義的維護者，具有三姑六婆的特質，百分之二百的愛管閒事，正義感十足，只要被你碰到的事，就一定會把它拿出來檢視，一定要讓是非可以彰顯出來。

只要是能力的範圍，你們就必定會伸張正義，是天生的執法者，絕不徇私，只要所有的事情都可以照著你的規範走，你就會十分高興，因為正義型的人就喜歡看到正確的事。

所以金型的人喜歡什麼事都可以按照規矩、按部就班的土型人，因為他們很乖，都會依照規矩來做事，生活在一切就序的生活中，是金型人的天堂，而這些守規矩的土型人，也很喜歡跟正義型的人在一起，因為金行人會保障土型人的權力。只要是自己覺得是知識分子，就一定帶有金型人的特質，永遠覺得自己是對的。知識分子需要有足夠的知識，才能讓自己判斷出哪一條才是正確的路。所以如果你有很多不同成就的朋友，而他們的一切你都瞭解，你從那些朋友的經驗中所累積的價值觀，也將比其他人更多元、更豐富，也更正確。

就像一些評論家和記者一樣，他們的見聞和知識通常會比大部分的人多，所以他們也扮演著維護社會正義的角色。想一想：如果一個評論家或記者什麼都不懂，什麼都不瞭解，看什麼都不順眼，那他們的評論就肯定沒有建設性，而只有災難。

知識變智慧──金生水

就「金生水」而言，「金」是價值觀，「水」是感覺，也可以說是天賦，天賦是上天給我們天生的能力，這個能力可以利人利己，也可以害人害己，關鍵就在於我們有沒有正確的價值觀。如果我們的信念正確，又有很好的天賦，那我們的天賦就可以被發揮到極致。失去了正確的價值，那情感必定無法控制而犯濫，永遠被不正確的情感所困惑或傷害，無論是親子的愛、男女的愛、長幼的愛或師生的愛，如果價值一偏離，那被愛者就只能感受到的是宰治，而不是愛。

只要是藝術家就一定是水型人，因為沒有感覺便無法感動人，不論是文學家、思想家、宗教家、畫家或音樂家都是一樣，但是這些有才華的藝術家，有很多都生活得不陽光，甚至於悲觀、不快樂，導致他們的作品或人生被籠罩在某種不好的陰影裡，彷彿幾世都沒有辦法爬出來，就代表了他們的天賦被自己過多不好的情感所困住了，無法好好地發揮，十分可惜。

但如果他們有正確的價值觀，那些偉大的藝術家就不會走上絕路，而是快樂地活在人世，而且懂得傳播自己的感動，那將是多麼美妙的事！所以水型人要讓自己的天賦發揮到極致，就是要有一些可以給你正確價值觀的人，他們會給你很多人生的經驗和建議，讓你不會走到前人失敗的路，或走了很多冤枉路，或困在自己的世界裡。

所以有天賦的人，就一定要多和正義型的人在一起，要多交正直的朋友，不能結交酒肉朋友，因為你們天生就比較注重感覺而缺少原則，一旦有人帶著你沉溺，你就很容易沉淪，一旦沉淪就很難見得到陽光，活在悲觀或物欲中。

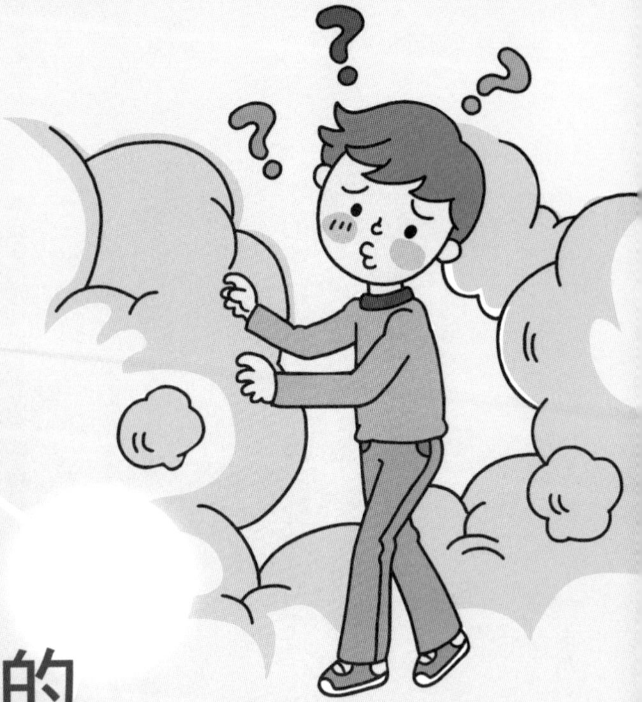

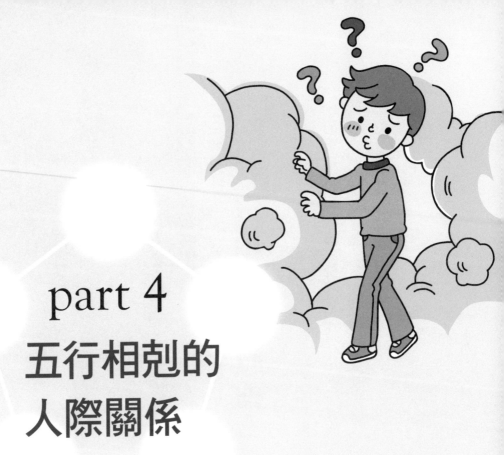

part 4
五行相剋的人際關係

火剋金、金剋木、木剋土、土剋水、水剋火，

五行相剋就很像是猜拳時的剪刀、石頭、布，

一種東西的特性會讓另一種東西的特性無法發揮出來。

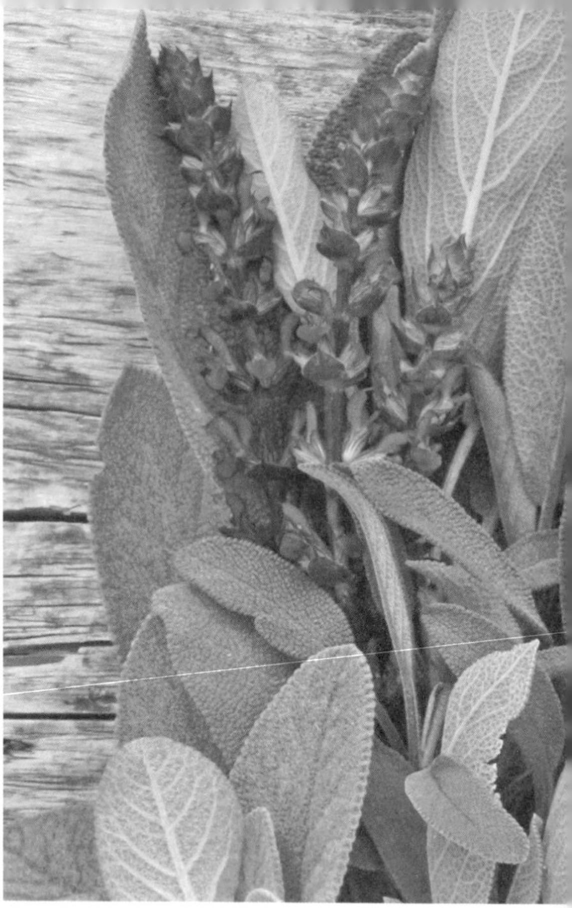

五行相剋的原理

只要你剋那一型，就是代表你缺乏那一型的優點，但會有那一型的負面情緒和缺點及病症。我們就先從自己的個性來看，再把他推到人際關係上與病痛的上。

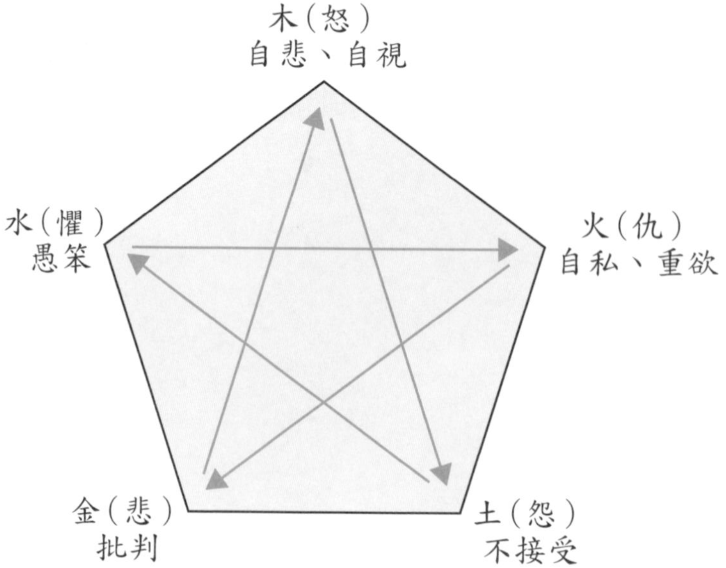

欲望剋規範——火剋金

當我們木型的能力不足時，火型偏態的欲望就會變強，就剋到金型的是非觀。就火剋金而言，通常火型強的人，就容易有金型的負面情緒。金型是我們的是非觀和價值觀，火型則是打從心裡的欲望，當一個人「私欲」當頭時，通常「是非」都會被放在一邊。

就像那些做奸犯科的人，不論他們是政治犯、濟經犯、殺人犯、性侵犯及強盜犯，哪一個不知道自己做的事情非法？哪一個認為自己做的事情是好事？但是欲望一來，對錯就被放一邊，要達成自己的欲望比較重要。

還有很多遊走在法律邊緣的，道德上有瑕疵，但是並不犯法，那都是被欲望所沖暈了頭，什麼正確不正確，應該不應該，瞬間都不存在了。就很像三更半夜，四處無人的情況下碰到紅燈，你會不會等？這個欲望衝破是非的情況，其實在我們身上就常常看到。

我並不是要評論什麼是對，什麼是錯，只是在說明「火剋金」是物性，除非我們能掌握欲望不被身、心的衝動和匱乏所左右，否則金型的是非觀一定被剋，俗話說「得意忘形」也是這個意思，得意過了頭，人的自私面或獸性便會跑出來，就容易忘記必須遵守的事。

所以當火型的欲望太強時，我們的是非觀就會被破壞，一旦有人成功的阻止你，掌管榮耀和動力的器官——心、小腸和胰臟，和掌管正義和價值的器官——肺和大腸就都可能會出狀況。更細的情形就要看五行的比例才看得出來。

就人際關係而言，金型的人注重正義和原則，但是有原則的人，常常被有熱忱的人所打動，就很像孔明被劉備的熱忱打動，就像賣東西的人往往擋不住那些錢不多，但是對自己的商品有強烈企圖心的人。正義型人格最討厭很有熱忱但又自私的人，因為他們原始的行動力太大，而且火型的人才不會管金型人什麼公平正義的，他們想要就是想要，眼前只看得到想要的東西，其他的東西都看不到，所以才不會理金型人在說什麼。

就很像「秀才遇到兵，有理也說不清」，他們才不會講理，想要的是想要，才不管你那麼多的原則。在生活上和職場上也是，如果我們是一個團隊負責內部經營企劃的執行者，最怕碰到只有熱忱和行動力，但是完全不懂規畫的人，就會很頭痛。如果這種人是老闆，他就可能常常有新的點子，一下要這個，一下要那個，他才不管這個和那個有沒有衝突。

他的熱忱一來，下面的經營企劃者就累得半死，來執行他們交辦的任務。如果這種人是下屬也很麻煩，因為他們會一天到晚闖禍，就是不會照你的規矩走，而且他們的理由就和他們的人一樣，很當真，也很有熱忱，讓你哭笑不得。

所以如果你認為自己是一個秩序的維護者，什麼事都希望照著規矩走的人，就千萬不要跟一個只會向前衝的人在一起，你的原則才不會一直被破壞，這樣的人會讓你很容易緊張和猜疑心增加，這時我們掌管價值觀的器官肺和負責丟棄身、心廢物的大腸，和掌管能力的器官肝和膽就容易不好，因為你的價值觀一直被破壞，能力也完全發揮不出來。

評論剋執行——金剋木

當我們土型的成就不足時，就會加強金型偏態的評論，木型的能力就會被剋到。金型人不容易出現木型的優點，金型是我們的是非觀和價值觀，木型是我們的能力，只要我們的是非觀或價值觀太重，那我們的能力就必須要跟得上價值觀的腳步，通常會使我們累得半死，因為全身的神經很緊繃，就怕所做的一切達不到我們的價值標準。

一旦沒有完成自己所定的目標，我們就用自己的價值觀和是非觀來評論自己的能力，把自己逼得很辛苦。說的當然比用做的來得容易，所以當我們認為應該做事情，自己沒有辦法依照進度完成時，就不要把自己逼得那麼緊，真的不是自己的能力不足，而是看不順眼的事情太多，這時就把自己的標準降低，放寬心的看待所有的事物。

如果在身心俱疲的情況下，自己的能力是無法發揮出來的，若是硬做，不但讓自己的身體變差，事情也容易產生疏失。這時要做的是豐富我們的身、心、靈，一旦生命得到了豐富，就會有寬宏的心來面對失序的一切，看到事物從不好到好所必須經過的路程，這時就不會再去評論脫序的進度，而是發揮所有能力和資源，來完成所要達成的事。

就像現在我認為我必須趕快把我的書仔細地看過幾次，但是我的體力和腦力已經很累了，所以我就要喝點咖啡來提振精神，努力地多看一些，這就是價值觀壓著能力來做事。如果長時處於這個狀態，就會動搖自己的自信心，也不會有木型人的優點，覺得自己很棒，因為自己達不到自己所定的標準。

其實會有這種想法的人，在做事時，他們的標準已經是在標準以上了，所以不用把自己逼成那樣。通常金型重的人，比較愛管別人的閒事，所以會找他人的問題，不會挑自己的問題，因為沒空挑自己的問題，整天都在管閒事。所以只要是非觀太重，或沒有辦法把無法做的價值觀放下，那掌管價值的器官肺和大腸就會出問題，如果把自己逼得很累，那掌管能力的器官肝和膽也會出問題。

在人際關係上，金型人的特性就是愛評論，因為他們認為自己都是正確的，所以只要不合他們的是非觀，就會毫不客氣的評論他人。雖然他們的社交能力很強，會看人說話，也十分的重禮數，會盡量的不傷害他人，但要他們不論斷是非，那是不可能的事。

他們會生氣地說：「真話我一定要講清楚。」而木型人是最討厭別人指點他們，當他們被指點時，就會不耐煩地說：「這個我知道。」在他們的想法中，只要有人念他們，就是對他們能力的不信任，但是木型人最在乎的就是自己的能力有沒有得到他人的認同，所以只要金型人順口提出評論，這會使木行人氣得半死。

木型人是五行中最有能力的執行者，所以當木型人很認真的做了一些事情後，就已經累得半死了，又被金型人隨便的嫌了一下，就很像木型人所做的一切都是沒有價值的白功，做得半死，卻被嫌的一文不值，當然會被氣死。

又加上金型人的口才天生就比木型人好，所以木型人就一定會氣到說不出話來，除非這個木型人相當有實力。所以金剋木是執行者遇到評論者，如果你覺得自己的執行能力很好，又天生有不服輸的個性，那就千萬不要跟喜愛評論又認為自己什麼都對的人在一起，不然你的能力將一直受到評論，而且常常有可能是無理的評論，這樣會活得十分不快樂，這時掌管能力的器官肝和膽，和掌管成就及包容的器官胃和淋巴的代謝就會出問題。

能力剋包容——木剋土

當水型的智慧不足，木型的能力也會不足，就會剋到土型的包容。木型是我們的能力，土型是我們的包容力和教導力，當我們能力越強時，包容力就會變得越差，也越沒有耐心在教導他人。

能力型的人在主動發揮自己的能力時，是沒有辦法做到被動的配合他人的，他們最多是可以各為主體的共事，但是要他們把自己的能力放下來，去教導那些能力比他們差的人，還要把他們當主角看，那是不可能的事，一定會被氣死。而且正常木型人通常都覺得自己很棒，那相對的就是別人比我差所以我才是很棒，這也是自信的來源。

對木型人而言，這些能力和專長是理所當然的事，一點也不難，所以更不容許有一點的失誤，無論是自己的失誤或別人的失誤都會不能接受，個性上也會變得比較直，當自己的能力不能得到很好的發揮時，就很容易生氣，再加上木型人的主觀意識都很強，也比較不接受不同的聲音，當自己的能力不被認同時，就會使掌管能力型的器官肝和膽功能下降，如果又沒有辦法接受自己完成的成果，或開始排斥所接觸的人、事、物，那掌管成就型器官胃和淋巴代謝的機能也會下降。有一些高瘦的人，食欲不好，但是膽固醇卻過高，甚至有脂肪肝，就是這種個性的人。

就人際關係而言，木的特性是直來直往，自我意識十分的高，所以比較不理會他人的感受。在木型人的想法中，最不能忍受笨蛋，只要他們認為是容易做的事情而你又做不到，他們就會很生氣、不耐煩。

他們總是覺得自己是對的，所以也愛管東管西，愛強迫別人做自己認為對的事，這和金型的人不一樣，金型人是被動著等待事情出現，木型的人是主動的製造事情，這剛好剋到什麼都先接受的土型人，土型人是五行中最扎實的，所以反應上會比較慢，當他們受到委屈時，多半反應不過來，也不知道如何回應，等到反應好了，早就失去了表達的時機，所以常常吃了悶虧又不會

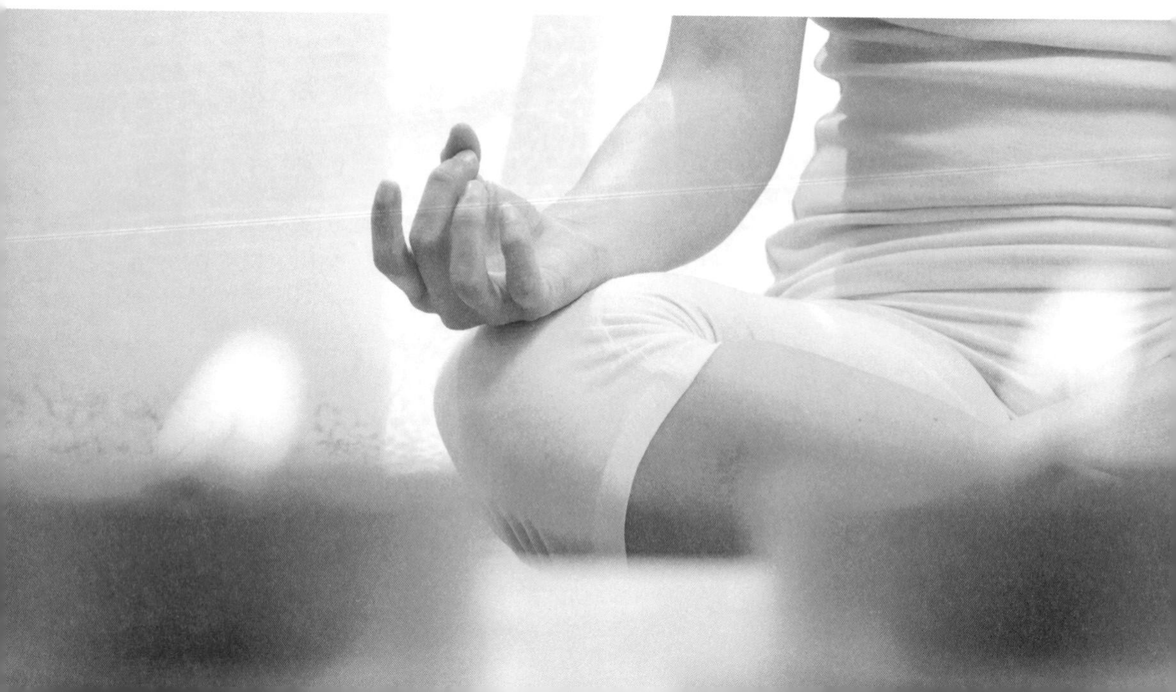

回應，受了一肚的氣，所以常常引起胃的不舒服。

如果有人常常胃痛和脹氣，就可以請他想一想是不是總覺得時常有人找他麻煩，讓他的壓力很大。土型人是不會拒絕別人，木型人是能力不足時，就愛管別人，所以土型的人和木型的人在一起，就無法發揮自己的專才，包容能力和教導能力都會下降，土型人很難成就木型人，而木型人如果沒有水型的柔軟和智慧，也不可能造就任何人。

其實土型的人也不是不會拒絕，只是他們拒絕的方式力道太弱，很容易讓別人不注意的忽視掉，又何況木型人打從一開始就沒有要尊重你的看法，這時土型人的器官胃和淋巴的代謝就會出問題，再進一步如果自己的身、心一直沒有辦法安定，而一直處被侵略的狀態，則內分泌及神經系統和泌尿系統也會出現失調的情形。

固執剋豐富——土剋水

當我們火型的熱忱不足，就得不到土型的成就和寬大的心，水型的感覺和智慧就會被剋，也就無法豐富人生。土型重的人，水型就會比較差，也容易出現水型不好的個性，怕事、疑心病重、拖泥帶水、固執、愛亂想。

土行我們包容、累積和造就成就的能力，水型則是我們的天賦和智慧，一旦我們的包容力下降時，感覺能力就會變差。因此，包容力變差或成就不足的土型人，不喜歡不熟悉、不具體、不實際的東西，而感覺就是那麼的不具體又不實際。就像一個務實的人，當他的生命沒有豐富到一定的程度時，是不可能會買任何藝術品的，除非它有升值的空間。

當這些感性又富變化的東西，一直靠近偏態的土型人，他們就會變得反應很慢，變得沒有智慧，變得怕事又疑神疑鬼，因為他們無法掌握這些感性又不具體的東西。這時就會變成一塊掉到水池的大石頭，什麼反應能力都沒有，只能一直往下沉，固執的不得了。

在我國中時有一個同學，他是天生的開鎖高手，所有的號碼鎖在他手上一分鐘內都打得開。一開始我們認為是假的，認為他準備了鎖來騙我們，直到他不到三分鐘就解開了七、八台腳踏車的鎖，我才信服。我們也想學，就問他怎麼開的，他說就「感覺一下」就可以打開，我們就照著他說的「感覺」做，但就是打不開。

在我同學的身上就對開鎖充滿了感覺，而感覺不到的我們，就無法接受用感覺來開鎖的這件事，就算要學也不知道要從何著手，這時就會直接拒絕接受這件事，也等於間接的否認同學的天賦。所以，對外來的事物，只要我們不能接受它，就不可能對它有熱忱或感覺，更不用說從中得到智慧，人生也少了一項樂趣。

當我們面臨不想接受，但又必須接受的事情時，除了發生成就型的病症，脹氣、新陳代謝變差，如果那個威脅一直存在，也會使得感覺型的病症出現，自律神經失調、背部肌僵硬、內分泌失調、失眠、頻尿的情形。

就人際關係而言，土型人十分固執，所以只要在他包容範圍以外的，通常就完全沒有辦法接受，除非你是他願意包容的人，那成就型的人就可能會為你改變。但是只要土型人不認同你，你的一切他們都會完全不相信，所以你表達出來的善意，都可能被他們看成是陰謀論。

猜疑心十分的重，你的任何行為也都會被定義成惡行，所有的一切行為都是有陰謀的不平等條件交換。所以當愛照顧人的水型人碰到這顆千年茅坑石，那就會被剋得死死的。因為水型人，天生就愛照顧人，也會把自己的感動傳達給人，並希望被他照顧的人，有善意的回應。

這對水型的人來說十分重要，就像媽媽一樣，生活的重心總是放在家人身上，而不是放在自己身上，所以被水行人照顧的人，就是他們在乎的人，也是他們生活的重心。但是他們在乎的人，如果不能體會水型人的感受，他們就像被小孩看不起或不尊重的媽媽，會變得十分不安和不知所措。

再加上土型人如果對水型人不滿意，不會只是不理他，而是全盤的否認水型人對他付出的所有一切，這會讓可望被人瞭解的感覺型人格活不下去。所以當水型人碰到偏態的土型人時，輕則是對牛彈琴毫無反應，重者是全盤否認水型人的感受和付出，而且還會被惡意中傷。這會讓水型人的情緒大崩盤，而導致感覺型的病症，泌尿系統、神經系統和內分泌系統機能大亂。

所以當我們頻尿和睡眠不好時，就有可能是我們付出的一切不被我們在乎的人認同，使我們的內心產生很大的失落感，才讓我們緊張得不知所措。如果你在生活之中，總是扮演著媽媽的角色，又是藉由藝術作品來表達自己的情境，對那些不在乎你的感覺的人，就千萬不要在乎他們，不然會把自己逼的情緒大亂、內分泌失調及神經系統緊繃，臀部以下就一直會大起來，累積過多的深層脂肪，不但褲子不好買，也不健康。更甚者如果使自己失去了信心，則掌管生命活力的心臟，及掌管快樂的胸部也會出現不適，如果又急於表達，則小腸也會出問題，倘若又表達不出來，慢慢的可能胰臟也會有問題。

害怕剋行動力——水剋火

當金型的價值觀產生偏態，水型的感覺就容易沉溺在悲觀或恐懼中，而剋到火型的熱忱。水型人容易有火型的缺點，急躁、易怒、蠻橫無理、情緒化。水型的特性是天生的智慧，重感情，對情感的靈敏度很高，很有愛心，也很愛為自己在乎的人付出，水型的人是比較被動的方式存在，比較不會主動的在眾人面前展現自己，除非他們找到了自己的天賦，他們會隨性的展現他們的天賦，但絕不是企圖讓自己很風光。

火型有最赤裸的欲望和動力，但水型人最怕麻煩，一點也不會想主導他人，只想要有人給他更多的安全感而已。但是當水型人沒有辦法自由自在又安定的生活時，就會出現火型的缺點，急躁、霸道、指使他人做事，人家不順他的意，就會生氣，就會用傷害自己的方式來方逼迫他人聽他的話。

這時掌管感覺和身、心安定的器官，神經系統、內分泌系統及泌尿系統就會出現問題，如果對生命又充滿了絕望則掌管生命動力的心臟，和負責吸收身、心糧食的小腸，及貯儲存生命能量的胰臟就會出問題。

就人際關係而言，火型人最怕碰到會拖拖拉拉的水型人，水型人不但慢，而且會把他們的恐懼傳達給火型人。如果火型人周圍都是水型的人，他們的火就一定會被澆息。就像是急先鋒碰到慢郎中，火型的特性是快快快和不顧慮小節，而水型的特性是拖拖拖和什麼都要考慮到。

其實水型人不是慢，因為水型人都是手巧心細的聰明人，直覺性特別好，反應很敏感，因為他們是直接用感覺來判斷，所以偏態的感覺性人格根本不會跟你講理，只要他們感覺對了就什麼都對，感覺不對就什麼都不對。所以水型的人常常被困在自己的感覺之中，不論你怎麼說，都很難讓他們不多想，除非你觸碰到他們的感覺。

水型人很會催眠別人，因為他們把自己也一起催眠在其中，很難自拔，所以水型人也是最不容易戒掉不良嗜好的人，因為那些不良嗜好會讓他們感覺很好，帶給他們安定和安全感。

榮耀型人格是直來直往，一旦心血來潮，就不管三七二十一的去做，這種方式會嚇到追求安定的水型人。火型人越追，水行人就越躲，又會把水型人嚇到失了方寸，嚇到不知道該怎麼辦，如果水型的人不認識你，他就會閃你閃得遠遠的，如果他認識你，那他根本不會理你，除非火型的人氣到要暈倒，或氣到要打人。

火型是男人的天性，水型則是女人的天性。自古英雄難過美人關，不愛美人的也多半不是英雄，美人和英雄並不是天敵，美人也會很仰慕英雄，但是兩者如果有所衝突，輸的就會是英雄。

所以，如果你覺得自己是個急前鋒，什麼事都是先做再說而且不拘小節的人，就盡量不要在乎很注重感覺的人，因為你的行動力和熱忱會被拖住，而自己就會被逼得很急，這時掌管動力的心臟和負責吸收身、心糧食的小腸就會出問題，如果長期處在這種窩囊心情下，慢慢的胰臟也會出問題。

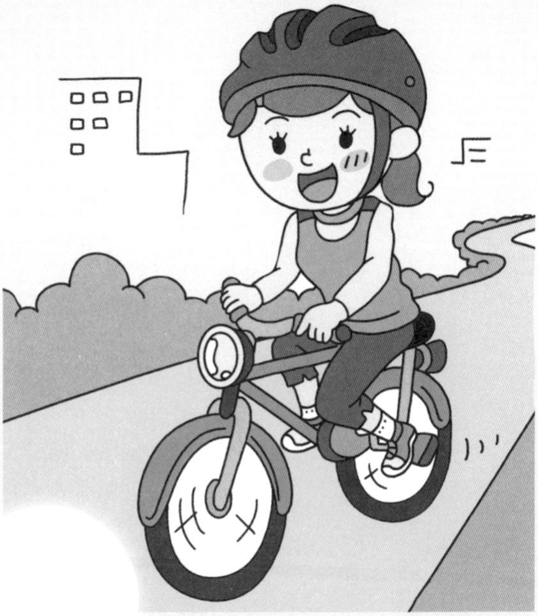

part 5

瞭解臟腑
與五行人格的關係

五臟的工作是不斷累積身、心、靈的豐富，
六腑的工作則是不斷的提供身、心、靈有源源不絕的能量，
五臟六腑要相互運用，陰陽調和，
才能發揮身體最大的功能。

五臟與六腑

五臟指的是心、肝、脾、肺、腎；六腑指的是整個消化系統的器官，分別是胃、膽、胰、小腸、大腸，外加膀胱。五臟和六腑都是身體重要的器官，缺一不可。會分成二大類，是因為他們的功能不一樣，五臟負責協調整個身體，就像媽媽一樣負責家中大大小小的一切，盡量讓家中的成員得到最好的照顧，所以五臟跟媽媽一樣主內，屬陰。

六腑責負從外面得到身和心的食物，來滋養我們的身、心，就像爸爸一樣，負責出去外面賺錢養活整個家，所以六腑屬陽，因為六腑跟爸爸一樣主外。《黃帝內經》說：「陰在內，陽之守也；陽在外，陰之吏也。」就是這個道理，陰保守看護著陽，陽則為陰的使臣，提供陰所需要的。

陰為腦，陽為手腳，腦想要什麼，手腳就去做，但這並不是代表陰比陽大，雖然男人的行動力多半是來至對女人及家庭的愛，但女人的魅力要是沒有男人的嚮往，那魅力就會失去自然界的價值。

五臟的工作是不斷累積身、心、靈的豐富，六腑的工作則是不斷的提供身、心、靈有源源不絕的能量，並清楚明白未來的路，生命力發展到哪裡，我們的經驗就累積到哪裡。如果物質沒有以精神為中心，那在物質上所累積一切的就失去價值，就很像我們累積很多東西，但是都不是我們喜歡的，就等於什麼都沒有擁有；相反的，如果理想與抱負只是空談，沒有具體的行動，那也等於什麼都沒有。

六腑之所以屬陽，是因為它是我們吸收大自然所提供營養的管道，人要活就要吃，不論是神經或物質上的糧食，缺一不可，所謂精神上的糧食，就是讓我們覺得活著是很快樂、很有價值的事。

但是，要吃也要有能力吸收，如果消化系統不好，再好的食物也吃不進去。精神層面也一樣，當我們的負面情緒高漲，再美好的事物出現在面前，都無法滋潤我們。我們只能感受到侵略、負擔、不悅和不安，因為負面情緒已經先入為主的做好設定，只要是外來不屬於自己或不熟悉的東西，就定位成有害的、欺騙的和不好的負擔，導致只要是外來的事物，不論好壞都全部排斥，但卻忘記一個很重要的問題，就是人必須要吸收外來的事物和食物才可以生存。

所以，要活得快樂、輕鬆，就要有能力將所有接觸到的好東西，全部都當成能夠滋養自己的營養，那人生就會處處有樂子，天天都快樂。至於好東西的定義，就是利人利己的東西，如果表面上看來是利他損己，但是只要是我們的能力範圍，就可以當成是鍛鍊自己能力的方式，我們的能力就會越來越好，別人也會越來越肯定我們的價值，那自然也算是利人利己的事。

五臟屬陰，六腑屬陽，陽的力量強調生命不斷的多元開展和走向一條光明快樂的路，陰的力量強調生命的溫柔和累積生命的精華並化成具體成果，《繫辭傳》說：「乾知大始，坤作成物。」就是這個意思。所以只要是好的東西，就能夠澆灌身、心、靈，使我們快樂，並且使我

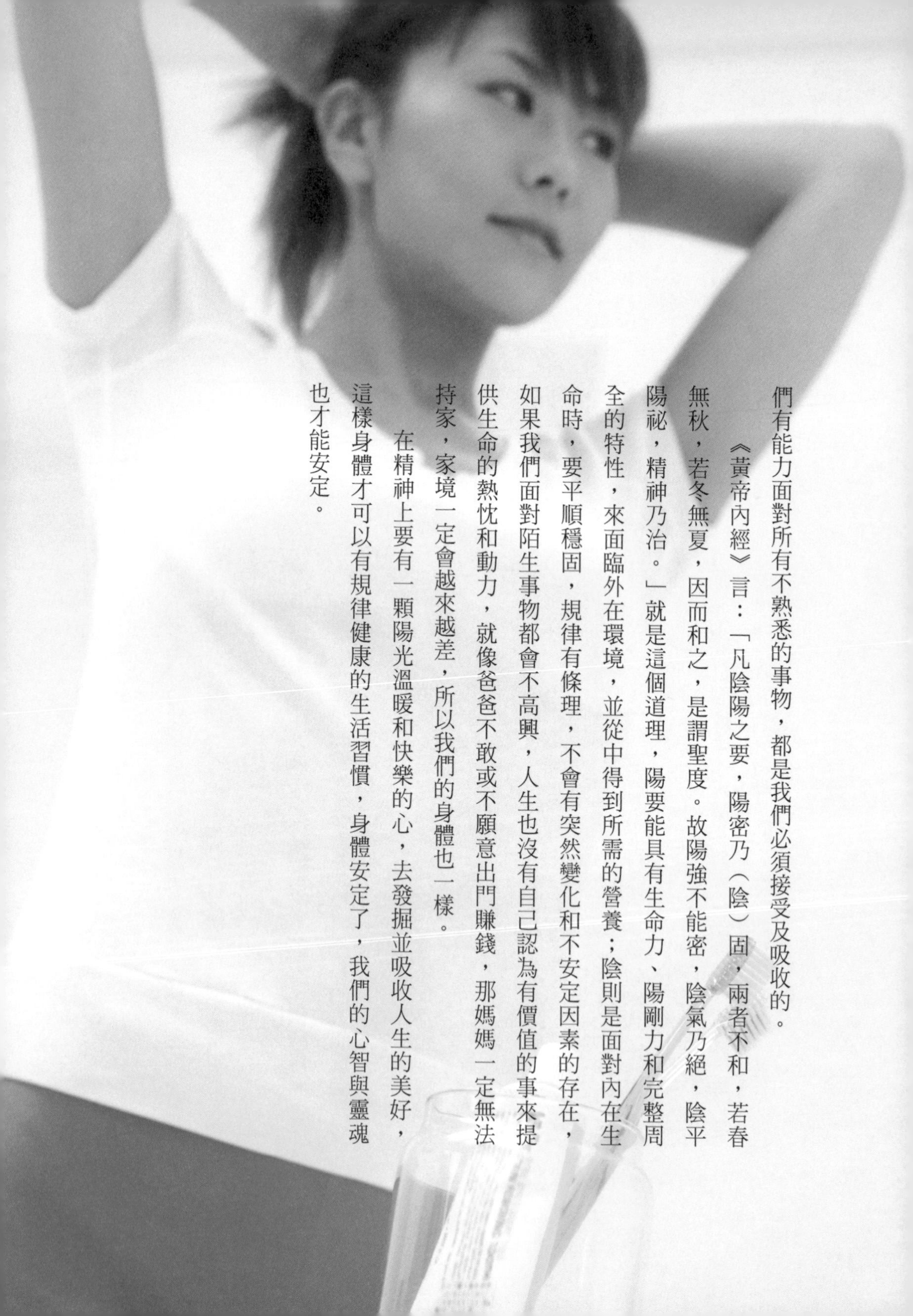

們有能力面對所有不熟悉的事物，都是我們必須接受及吸收的。

《黃帝內經》言：「凡陰陽之要，陽密乃（陰）固，兩者不和，若春無秋，若冬無夏，因而和之，是謂聖度。故陽強不能密，陰氣乃絕，陰平陽祕，精神乃治。」就是這個道理，陽要能具有生命力、陽剛力和完整周全的特性，來面臨外在環境，並從中得到所需的營養；陰則是面對內在生命時，要平順穩固，規律有條理，不會有突然變化和不安定因素的存在，如果我們面對陌生事物都會不高興，人生也沒有自己認為有價值的事來提供生命的熱忱和動力，就像爸爸不敢或不願意出門賺錢，那媽媽一定無法持家，家境一定會越來越差，所以我們的身體也一樣。

在精神上要有一顆陽光溫暖和快樂的心，去發掘並吸收人生的美好，這樣身體才可以有規律健康的生活習慣，身體安定了，我們的心智與靈魂也才能安定。

真正的健康

真正的健康，是指身、心、靈三項都要很健康，身體、心智、靈魂，三者都有自己所屬的糧食。從《黃帝內經》來看，身體是和大地的能量接合的，身體要好，就是要得到大自然所提供的營養，所以負責內臟的經絡足三陰，起點就在腳趾上（十二經脈的其中三條），就是要將大地的能量由下往上送到身體，當然對身體這個軀體而言最重要的事，還是健康的食物和規律的運動。我們的身體在五行上是屬土，並由脾臟來負責。

就心智上來看，要有健康的價值觀，最基本的就是充實生命和樂觀人生。每個人心中都有一把尺，這把尺是由理性和感性交織而成的，我們會用這把尺來衡量所有的事情，如果事情合乎自己的想法就會高興，不合乎就會生氣。完成自己想要做的事情就會有成就感，不知道自己想要的是什麼，人生就會失去動力，並且不知道要何去何從，而心智在中醫來看就是由肺來掌管。

當我們不舒服時常常聽到大家說那是「氣不通」；腰痠背痛時，推拿師就會說你的身上有很多「氣結」。「氣」這個字大家常聽到，但是既看不到，也摸不著，醫療儀器也測量不出來，似乎既熟悉又陌生，其實「氣」就是該器官的「機能」。當氣不通時，就代表該器官的機能失常，變得不聽主人的話，神經也沒有辦法完整的控制他，甚至是完全的失控。

就很像電腦一樣，身體是我們的硬體，而氣就是我們的軟體，硬體正常，不代表軟體也正常。有時候我們很努力的去醫院檢查身體不舒服的原因，得到的數據都很正常，但是身體依舊不舒服，這就是身體機能不好所致，也就是氣不通。

這個氣在五行上屬金，由肺所負責，中國講的金，其實就包涵了氣，《黃帝內經》說：「肺者相傅官，於是治節出焉。」就是在說，肺就是身體中的宰相，它負責治理整個身體，讓身體有節度和步調不會失去秩序。

在心靈上就是要肯定自己存在的價值，並認為老天爺是認同你的，在無路可走的時候，祂一定會開一條可以走的路給你。如果是人本主義者或無神主義者，就是對自己有無窮的肯定，只要我要，就一定達得到，不論是什麼。但是在心態上，無論是什麼宗教或人本主義者，都必須是篤定的、快樂的、平靜的，無論什麼情況，只要你順著真理在走，就可以得到力量，而且是永遠的安心。只有好的靈魂才可能直通真理，而對應的內臟就是五行屬火的心臟。

身體、心智、靈魂如果都能健康，那麼，要活到一百二十歲也絕非難事。我們試著把這三者以《黃帝內經》的角度串在一起，身體就如同大地，在五行中屬土，他的功能彰顯在脾臟上，主要的特性是包容、融合、再生、供給；而肺則包含了理性和感性，我想用「心智」來稱呼比較恰當，心智如同氣，這樣說起來很抽象，如果身體代表了看得到的必要存在物，那氣就是看不到的必要存在物，土是看得到的範圍，而金（氣）就是看不到的範圍，看不到不代表不存在，沒有機能，生物就不能動。

所以，心智如同讓萬物可以規律運行的力量，在五行中屬金（氣），他的功能彰顯在肺臟上，主要是讓身體可以規律的運行，讓心智可以自由的選擇；靈魂就如同真理，在五行中屬火，照亮一切黑暗的火，其功能彰顯在心臟上，特性就是生命的泉源，光明的一切，心臟在臟腑中是唯一可以和真理連接的臟腑。

所以《黃帝內經》才說：「心者，君主之官，神明出焉。」就如同古代的帝王一般，強調君權神授，但是如果這個君主之官用心不對，好行小惠，無所用心，不務正業，勢必就和真理無緣了。同上，身為土為脾，心智為金（氣）為肺，靈魂為火為心，這三者就是一個人的基本身體的元素。土代表了我們的身體，就像地球蘊育萬物一樣，蘊育著我們的器官組織。

金代表了我們的心智就像四季規律的運行，使我們的身、心可以運行不滅，知道自己的定位和要的東西。火代表了我們的靈魂，就像造物者賦予萬物生生不息的生命般，讓我們有滿滿的生命力，可以發光發熱。

臟腑運行的原則和提昇

臟腑運行的原則

《黃帝內經》有言：「臟者滿而不實，藏而不洩，腑者實而不滿，洩而不藏。」就是說明五臟累積了滿滿的六腑萃取的精華，而這些身體自己合成的養分，大多是以液態的方式存在，如果營養過多，自然無法吸收，而不會將既有的精華排泄掉。

這些臟腑的精華之所以液態的方式存在，是因為身體會不斷地新陳代謝，不斷地讓老舊細胞和不好的物質離開身體，並補充新的細胞和新鮮的養分，皆是以液態的方式在重組和轉換，如果變成了固態，那不但不再是養分而是身體的負擔。就像脂肪不當累積，如果越來越扎實，就會變脂肪瘤或造成器官的肥大。這些不當累積的深層脂肪，也會失去保暖禦寒的能力，對身體沒有任何好處。

簡易行學

溫故知新是累積身體能量最好的方式

當我們吃到有營養的東西時，就正常而言，身體真正能吸收的是四分之一，排出去的則是四分之三，所以不論是好的事物或好的食物，我們身、心能吸收的大約就是這個比例。只要是從前沒有接觸過的事物就是這樣，所以在學習新的事物時，才要不斷的練習，對於已經掌握的事物，也會溫故知新。

所以五臟就是累積身體的精華，不論是看得到的精華或看不到的精華，讓我們的身、心、靈保持在最好的狀態，而精華要保持很高的流動性，而不能硬化。

六腑則相反，六腑要的是扎扎實實的養分，並且把不要的東西完全的排泄出去，所以才會說「實而不滿，洩而不藏」，至於要留下多少，又要出去多少，《黃帝內經》又言：「天地之精，常出三入一。」

提昇臟腑運行效能

臟屬陰需要陽，腑屬陽需要陰（臟腑的陰陽觀）。以上我們已經討論了臟和腑是如何運行的，現在我們就來說明如何提昇臟和腑運行的效能。（這段的觀念比較抽象，如果看不懂就跳過去也沒關係，建議您多看幾回）。

五臟屬陰，六腑屬陽，在中國的哲學觀上「孤陽不生，獨陰不長」，是說靈魂如果沒有身體，就不能生存；身體如果沒有靈魂，就無法成長。所以，五臟屬陰，需要陽的力量才能順利運行；六腑屬陽，需要一股陰的支持才能無往不利。

就很像一個家庭，媽媽能把家務處理好，又能相夫教子，那必定有個好丈夫來無條件的為這個家努力，一個成功的男人背後必定有一個偉大的女人。

在中國的哲學觀中，「陽」代表了一股看不見的精神和生命力，並具有創造的能力，讓萬物都能規律的運行，通常以太陽賦予萬物生命並規律的四季變化作為代表。如果把這股力量套到人的身上，就是「光照般的生命力和靈魂」，這就是五臟的精神糧食。而「陰」代表了一切具體存在的東西，它的特性就是經過不斷的累積而成就的結果，通常以大地提供了足夠的資源給萬物使用作為代表。如果把這個特性套在人的身上，「就精神層面是經由經驗的累積，獲得具體的成果，就身體而言，就是吃到健康營養的食物」，這就是六腑的糧食。

總而言之，五臟累積了滿滿的精華，目的是要使我們生命力散發光芒，六腑則需要經由不斷的學習具體有價值的事物，來累積自己的能力，並使身體累積足夠的營養，讓身體更好。因為五臟主管全身的協調和運行，而六腑則是從外面獲得五臟所要的養分來提供五臟，五臟運用了這個資源，隨時給身體最好的補給和協調，五臟的主管是心臟，而心臟所仰賴的就是健全的心靈。

所以《黃帝內經》才說：「悔怒不起，則五臟不受邪。」只要我們不發怒生氣、不後悔懊惱，五臟就不會被不好的事物影響，可見負面情緒對五臟的影響十分大。

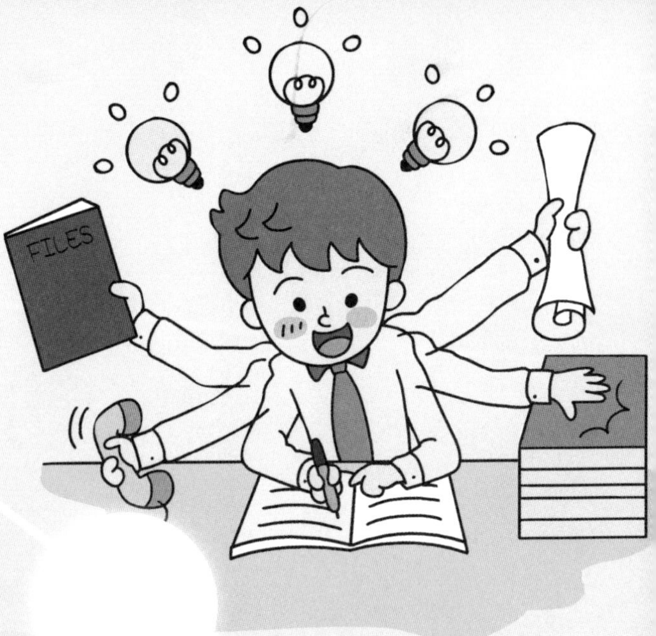

part 6

五行人格和臟腑的分配

每型人格的內外兩面，是身心獲得最佳發揮的依據，

協調的好身心即自在；協調不好，身心即生病。

五行人格的特質，分別由不同的器官在負責，肝、膽負責木型（能力型）人格；心、小腸、心包、三焦（胰臟）負責火型（榮耀型）人格；淋巴系統和胃負責土型（成就型）人格；黏膜系統、肺、大腸負責金型（正義型）人格；神經、內分泌及泌尿系統負責水型（感覺型）人格。原則上每一型人格，都有內、外兩面，對內是自己的特質如何發揮，對外是如何經由表達和付出，來獲得身、心所需的糧食。而內、外所負責的器官也不一樣，在內的都是由臟來負責，對外的就是由腑來負責。

能力型人格

就能力型人格而言，對內是我們的體力和腦力由肝臟負責，負面情緒是生氣，對外是有沒有膽識來面對外在的一切，是由膽來負責，其負面情緒是擔心。

肝臟

肝臟負責木型的內在個性，就是讓我們活得美好又充實，使生命不斷成長的能力。一個人的能力是否可以展現，對內就看他體力和腦力發揮的程度，而我們的體力和腦力的來源，就是肝臟控制的葡萄糖。

《黃帝內經》說：「肝者，將軍之官，謀慮出焉。」就是在說，肝臟是使我們頭好壯壯的大將軍，所以肝臟掌管我們的能力，就是體力和腦力。當能力無法發揮時，或自己認為理所當然的事，但又沒有辦法完成時，我們就會生氣。

生氣就是所屬的負面情緒，因為生氣是最會耗損體力和腦力的。就像當小孩子文科被當掉很多科，補考又因為沒有看書而沒過，所以必須再花錢和花時間重修，但是孩子又不能給你承諾一定會過，問他是不是不想讀，小孩又說他很想讀，此時做父母的就會有這種生氣又身心俱疲的感覺，所以才說怒傷肝。

膽

膽負責木型人格對外的個性，就是有膽識面對所有事物的能力。一個人的能力在內是看體力和腦力，在外就是有沒有膽識面對所有外來的事物，一個成熟的人是不怕面對陌生的事物。《黃帝內經》說：「膽者中正之官，決斷出焉。」就是說，膽會直接的判斷我們所遇到的事情，喜歡就是喜歡，不喜歡就是不喜歡，喜歡的就是我有能力解決的，不喜歡的就是我沒有能力去解決的。

所以有能力的人就什麼都不會擔心，會在第一時間做出很好的判斷，什麼是我們的事，什麼不是我們的事，在我們能力範圍的就是我們的事，若是能力不及的，就不是我們的事，因為沒有能力控制，所以就沒有辦法為成敗負責，只要是盡了力，就算失敗也不用生氣，因為那本來就不是我們能力能完成的事，如果是自己闖下的禍那就另當別論了。

所以當我們搞不清楚狀況時，就會不知道要怎麼辦，於是就會開始擔心，擔心就是膽的負面情緒，擔心的越多膽識就越小，就越沒有能力面對外在環境，也越會造成膽固醇的代謝不良。

榮耀型人格

就榮耀型人格而言，動力和欲望是最基本的條件，也就是對生命的熱忱，在內有兩個器官，第一個是心臟，它象徵使人生發光發熱的能力，其負面情緒是敵意；第二個是心包，代表了開心和得意，其負面情緒是不快樂。實際上並沒有心包這個器官，但是機能上有，就是胸口。對外也有兩個器官，第一個是小腸，代表我們吸收身、心養分的能力，其負面情緒就是不滿意；第二個是胰臟，代表了「人不知而不慍」，懂得儲存生命的能量和熱忱，並且不會和反對的力量碰撞，而消滅生命力，其負面情緒是窩囊氣和不甘心。

心臟

心臟負責火型主要的內在個性，就是展現自己，讓自己發光發熱，來溫暖及照亮他人的能力。心臟是全身動力的來源，《黃帝內經》說：「心者君主之官，神明出焉。」就在說，心臟代表了我們的內在生命，也就是靈魂。如果一個人做事沒有把心放進去，也就是失了神，勢必很難成功，沒用心就代表無所謂和不在乎，更不用說可以讓自己很有尊嚴，因為自己就不認為那一件很價值的事。

當榮耀型人格拿出熱忱，但被他人阻礙時，他們就會十分的憎恨那些破壞者，心中會對那些人產生敵意，所以敵意就是心臟的負面情緒。敵意會傷心，是因為我們的良心被欲望所蓋住了，讓我們獵物心喜而得意忘形，更使我們失去給人溫暖和光明的能力，只剩下霸道和赤裸裸的權力來讓人屈服，和恨意所帶來的動力。

心包

心包負責火型的次要內在個性，就是用快樂來成為生命的動力。但是這個快樂有一個條件，就是自己要做的事，也是自己想做的事，由我們的胸口來負責，《黃帝內經》說：「心包者臣使之官，喜樂出焉。」就是說快樂是由心包來負責，心包反應了我們內心的狀態，當我們不快樂時，就算心肺功能一切正常，也有可能發生胸悶或心悸，心包可以說是反應內心是否快樂的經絡，所以快樂當然是生命的動力，也才有樂此不疲這個成語，不快樂是心包經的負面情緒。明白的知道自己的價值和樂觀快樂的人生，生命就會有動力。

小腸

小腸負責火型的外在個性，就是將接受到的事物，不論喜、怒、哀、樂，都可以化成自己正面能量的能力。在面對外在世界時，我們要如何讓自己精力充沛，就看能不能從外在世界得到身、心的能量。一個能讓自己發光發熱的人，要能從外在得到自己想要的燃料，使自己的光芒不會消失。

所以能夠消化及吸收外來的營養和事物，變成自己的燃料，當然就格外重要。通常如果有幾個木型人或火型人在一起共事時，很難不發生衝突，畢竟一山難容二虎，誰也不想委屈自己，一定要爭出一個頭來。

但是真正有能力的火型人，就會懂得大方的承認他人的好，而且還能以光投光，以水投水，不壓迫或打壓他人的優點，而是能一起發光，發揮一加一等於三的效果，一起讓世界更亮，讓大家都能很好的發揮自己的能力，而不是生命主體的碰撞，而削減大家的能量。

小腸的糧食在精神上能得到快樂的元素，在身體上能得到健康的食物，而消化所得到的食物，是由小腸來負責。《黃帝內經》說：「小腸者，受盛之官，化物出焉。」其中受盛的

「盛」代表了豐富的意義。反之，如果得到的東西會使自己消化不良或根本不能消化，久而久之我們當然會失去發光發熱的能力，而產生很大的失落感，因為長期得不到外面的認同和回饋。

當內心想要得到生命的燃料，卻什麼都得不到時，人就會變得很急，急的想得到一些可以安定自己的東西，也會很緊張，因為怕自己什麼都得不到，所以急和緊張就是小腸的負面表態，其負面情緒則是不滿意。

三焦

三焦（胰臟）負責火型的外在個性，就是很有自信的收放自己的能力。最後一個生命的動力比較特別，就是懂得生命力的收放，運用及管理自己的能量和熱忱，又不會和外在反對的世界碰撞，而削減了生命的動力和熱忱，並懂得時機不對的時候，就把自己的才能及熱忱收起來，不要為了不甘心而硬撞，等到時機到了就大方的大放異彩，這就是三焦經的能力，穩定的收放生命力。

就我個人的看法，三焦就是胰臟。明代的張景岳在《類經》中也說：「三焦者，確有一腑，蓋臟腑之外，軀殼之內，包羅臟腑，一腔之大腑也。」而我們的器官中，唯一是臟也是腑的也只有胰臟，因為胰臟是消化器官，也是內分泌器官。就《黃帝內經》來看：「三焦者，決瀆之官，水道出焉。」胰臟是身體能量（葡萄糖）的控制者，這些養分是以液態的方式存在，而胰臟就是控制水道的水閘門。

當身體需要營養時，胰臟就把閘門打開，當身體不需要營養時，胰臟就把閘門關上，再把多的營養儲存起來，所以一旦胰臟出了問題，身體的葡萄糖就會亂掉，不是太多，就是不夠。如果一個人不懂得收放自己的能力，常常和外在世界碰撞而產生很多窩囊氣，生命就會失去原有的動力，所以窩囊氣就是三焦（胰臟）的負面情緒。

成就型人格

就成就型人格而言，對內是淋巴系統，它掌管了我們的新陳代謝，讓我們把新的、好的留下來，把不能用的和不好的全部丟掉，其負面情緒是抱怨自己的無能及怨天怨己。

在外是胃，胃口好就是我們碰到的外來事物，我們都能要，胃口不好就是碰到的我們都不要。胃的負面情緒就是抱怨別人，看一個人活得豐不豐富，就看他有沒有一顆寬宏包容的心，讓自己不斷的累積身、心、靈的成就。

脾臟（淋巴系統）

淋巴系統負責土行的內在個性，就是不斷的讓自己變得更好的能力。因為脾臟是體內最大的淋巴體，所我們通常用脾來代表整個淋巴系統，在外則是胃。《黃帝內經》說：「脾、胃者，倉廩之官，五味出焉。」就是在說，脾是我們儲存體內資源的大倉庫，胃是我們儲存體外資源的大倉庫，這兩個倉庫越豐富，人生才有豐富的味道而不單調。兩者的負面情緒都是不滿的抱怨，脾是抱怨自己的無能或怨天，胃是抱怨別人的無理。

一般我們聽到淋巴，第一印象就是淋巴排毒，其實排毒只是他的第二大功能，最大的功能是資源回收，將血管中沒用完的所有的東西，不論好壞，全部先進入淋巴系統，好的就留下來，半好半壞的就重新加工。留好的下來，不好的就全部丟掉，有害的就全部殺掉，這才是一個好的倉管。

所以我們在說一個人脾氣很好，就是他的包容性很高，而且也很會教導人如何走向正確的路，不會亂發脾氣，脾氣好的人，人緣就會好，有什麼好事大家都會告訴他。

相反的，如果一個人脾氣不好，就是看什麼都不順眼，看什麼都不喜歡，所以就什麼都得不到，之後就看不起自己，覺得自己無能，老天對不起他，好的思想進不來，差的思想又抱著不放，怨天嘆己，活得很消極。

胃

胃是土行的外在個性，就是接受並儲存我們還沒消化的身、心糧食。胃不舒服可說是現代人常有的問題，大家也都知道那是壓力太大造成的，當我們接觸到的東西都是我們不喜歡的，我們就會不高興和不能接受。

但是現在人有很多無奈，必須接受很多不想接受的東西，那些外面附加上來的，我們只能被動的接受，然當胃就會消化不良而脹氣，因為我們受了一肚子的氣，而抱怨和悶氣就是胃的負面情緒。

人要有所得，就必須接受他們所得到的東西，接受度越大，得到的就越多。擁有的越多，就越有滿足感和成就感，也就越有能力去接受或包容不同的事物，如果有可能，也讓那些東西變成身體的一部分，這樣身、心就會越來越富有，生命也會越豐富、越多元，就像大自然一樣包羅萬象。

正義型人格

就正義型人格而言，對內由肺來負責，它掌管了我們的人生價值觀，也包含了生命的執著，而悲觀就是肺的負面情緒。在外則是大腸，大腸負責把沒有幫助的外來物全部丟掉，所以不甘心（大腸的不甘心是因為放不下，三焦的不甘心是能力發揮不出來）和放不下，就是大腸的負面情緒。

肺臟

肺負責金型的內在個性，就是一個人的人生價值觀和生命的執著，人要怎麼活出自己的價值。一個人的行為是出自於他的價值觀和執著，而肺就負責這個價值觀和執著。《黃帝內經》說：「肺者相傅之官，治節出焉。」就是說肺是體內的行政院，一切的法規都是由它來負責，所以金型人才特別注重是非，他們一生中就是在觀看所有的事物是不是合乎公平正義，並希望都能夠依照他們認同的規範進行，所以無時無刻都在判斷生活周遭的一切有沒有失序。

一旦他們認為失了序，嘴巴就不會輕易放過那些脫序的人、事、物。肺是管理身體氣體的器官，當心境寬闊時，自然呼吸平緩，但人若是氣度不夠大，自然能接受事物的範圍就會變小，看什麼都很尖銳，就愛打抱不平的當英雄，而英雄自古氣短，因為看到的都是不平和悲觀的事情，所以就被慢慢的氣死，悲觀就是肺的負面情緒。

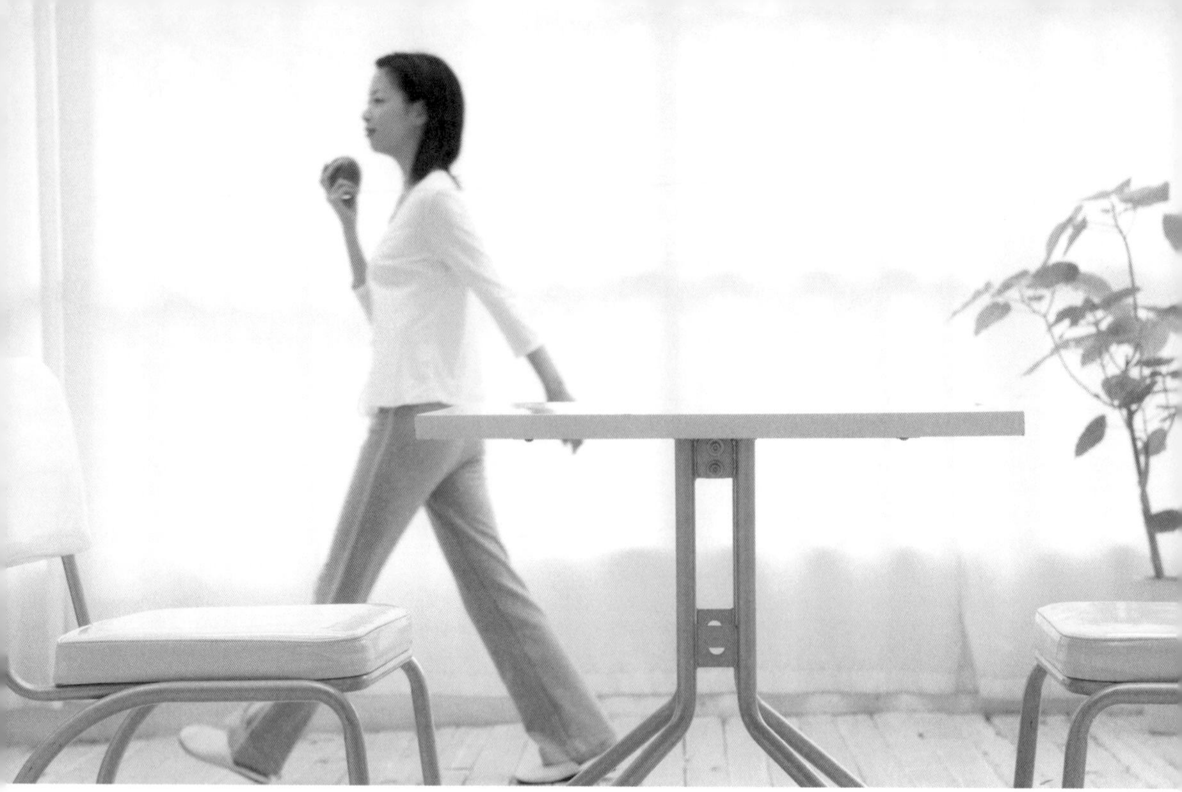

大腸

大腸負責金型的外在個性，就是把生命的廢物全部丟掉。人要活得快樂，就要學著把不快樂的東西丟掉，把自己用不著，也不會用的東西丟掉，這樣才不會留在體內變成內耗。很多大腸不好的人，就是沒辦法放下這些自己沒有辦法完成，又希望自己有能力控制或完成，那些不能掌控的執著或理念。

《黃帝內經》說：「大腸者，傳道之官，變化出焉。」就是在說大腸是負責傳播道理的管道，簡單的說就是溝通，當我們碰到完全沒有辦法溝通的事情時，不是我們要改變，就是對方要改變，要把會造成內耗的思緒全部丟掉，這樣才會快樂健康。

我們常會聽到一些八十多歲的父母天天在擔心六十多歲的小孩吃的飽不飽，穿的暖不暖，這些人就很容易得大腸癌，因為他們企圖掌控一些自己沒有辦法掌控的東西，並且放不掉這些不屬於他們的責任，變成人生的執著。所以不甘心、放不下，就是大腸的負面情緒。

感覺型人格

就感覺型人格而言，對內是內分泌系統負責，其負面情緒就是害怕所產生的恐懼。對外則是神經系統負責，當我們沒有辦法順應外來變化時而產生緊張的情緒，緊張就是神經系統的負面情緒。

感覺型人格強調的就是用自己所愛的天賦來表達感動，使自己活得更豐富，而愛就是每個人最基本的天賦。所以，只要感覺或天賦沒有辦法表達出來，水型人格的負面形態就會出現。

腎臟（內分泌系統）

腎負責水行的內在個性，就是用愛和天賦來豐富人生。感覺性人格的內在情緒是由內分泌系統來負責，中醫通常用腎代表所有的內分泌，內分泌除了讓我們能順應環境的變化外，還有一個很重要的能力，就是愛，愛能讓我們面對危險和繁衍後代。

我們常常會用腎虧來笑一個人的體力不夠好或沒有繁衍後代的能力，通常會這樣說，就代表大家覺得這個人很弱，《黃帝內經》說：「腎者，作強之官，技巧出焉。」就是在說腎臟是一個使我們強大的器官，腎讓我們的頭好壯壯變得更靈活。就自然界而言，生物最大的欲望就是繁衍後代，只要生物一到了這個時候，精力都很充沛，而且連死都不怕，這就是內分泌的驅使。

當動物發情時就不容易有理性的思維，就很像春天時，會被車子撞死的多半是公狗，因為對面有母狗，這全部是主觀的感覺，所以感覺的影響力十分的大，其負面情緒就是恐懼。因為人一恐懼，就什麼都感覺不出來，更沒有能力有愛，而且也會打亂內分泌系統。

膀胱經（神經系統）

膀胱經負責水行的外在個性，就是如魚得水的適應外來所有的變化。讓我們能生活在安逸舒適的環境是神經系統最重要的事，當外在的環境變化使我們沒有辦法適應時，我們的水行人格就出現，希望用水千變萬化及無孔不入的特性來適應外來的變化，讓我們無時無刻都可以生活在安逸之中。

中醫是用膀胱經來代表神經系統，因為膀胱經所走的路線，就是自律神經的路線。當承擔太大壓力時，我們的膀胱經就會很僵硬，而出現頻尿的症狀，所以中醫才用膀胱經來代表神經系統。

《黃帝內經》說：「膀胱者，州都之官，津液藏焉，氣化則能出矣。」就是說，我們的脊椎神經負責控制身體的資源，當器官機能正常運作時，就可以使用這些營養。在身體中負責適應環境的器官就是腎（內分泌系統）和膀胱（神經系統），當我們沒有辦法適應環境的變化時，內分泌系統和神經系統就會大亂，人就會變得很容易緊張及害怕，害怕環境使我們受傷，所以恐懼和緊張就是內分泌和神經系統的負面情緒。

現在我們已經大概瞭解十二經絡、五臟和六腑的功能與五行的關係，分別是木型代表了我們的能力，肝臟使我們有好的體力和腦力來讓我成長又美好的充實人生，膽使我們有膽識面對所有不熟悉的事物。

火型代表了生命的熱忱和動力，心臟代表瞭解自身價值的靈魂；胸口（心包）代表自信的快樂；小腸代表消化外在的身、心的營養，也就是合光同塵的能力；胰臟（三焦）代表把內在的熱忱做到收放自如的能力，不要因為和外界的衝突而減弱了生命力。

土型代表身、心、靈累積的成就，淋巴系統（脾）使我們不斷的新陳代謝，將有益的留下來，把沒有好處的全部丟掉，隨時自己造就最好的自己。胃則負責儲存外在身、心的糧食，想要的就留下來，不想要的就不要強留，勉強留下那些沒有能力要或不想要的東西，只會讓我們什麼都不想要，什麼都得不到，就像有一隻小蟲在一鍋粥裡，我們會整鍋粥都不想要。

金型代表生命的執著和價值觀，我們去做認為該做的事，去做認為有價值的事，去成為一個自己想成為的人，都是照我們價值觀來遵行這一切，這些內在的價值觀就是由肺來負責。大腸則是將我們不需要的一切，對我們沒有好處的一切，會使我們不快樂的一切，全部如處理糞便一樣放掉。

水型代表了生命的豐富，人生有感覺才會有趣味，有情有愛有喜有悲，這些都是神經和內分泌系統所賦予的，在內由腎（內分泌系統）使我們因為愛而產生力量，就像老子說的：「慈故能勇」。在外則是由膀胱經（神經系統）如魚得水，自由自在的生活在多元的環境裡。下一章我們就來介紹人如何配合大自然作息。

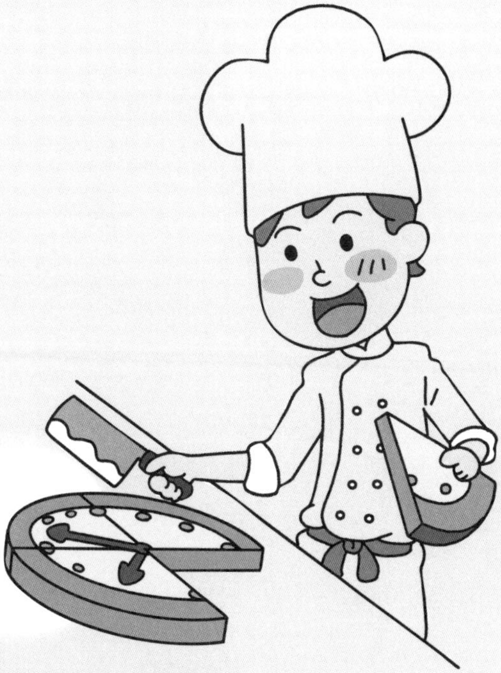

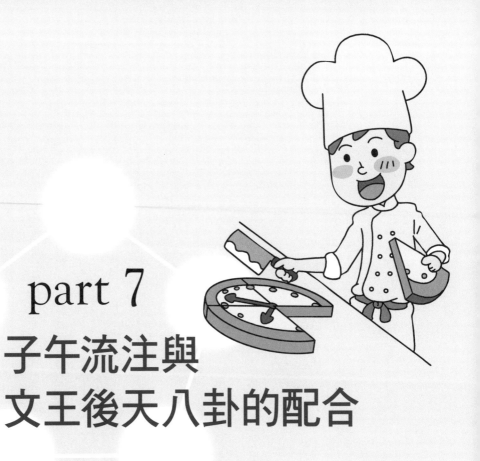

part 7
子午流注與文王後天八卦的配合

只要配合天體的運行，

順著大自然規律的變化來作息，

就使身體處於一個最適合的狀態。

我想大家都聽過晚上十一點至凌晨三點是肝臟排毒的時間，所以一定要休息，早上五點至七點是大腸在運動時間，所以一定要上大號，這個就是子午流注的內容。

而文王的後天卦，也稱為人文卦，就是在一天或一年太陽位置的變化過程中，人要怎麼生活才會最配合大自然，才會活得健康。

就像在北半球，人們會把家門開在東北方的門叫「鬼門」，因為北半球冬天吹東北季風，十分的冷，如果老人家在冬天突然從屋內走到屋外，一下溫差太大就有可能感冒或中風，所以在文王卦中就在東北方標明一個「艮」字，就是面對危險要懂得停止的意思，這就是人文卦所表達的內容。

如此一來，子午流注和文王八卦生活化的用途，大家就知道作用是什麼了。我將先介紹子午流注，再介紹文王八卦（後天八卦），最後再把兩者合在一起看，讓大家看明白古人的健康之路。（我是第一個將子午流注和文王卦結合在一起說的人，歡迎大家引用，但是請不要說是自己發現的，而把我變成引用者。）

子午流注

天地的變化使萬物的生理都跟著祂變化，大部分的生物都是日出而作，日落而息。太陽

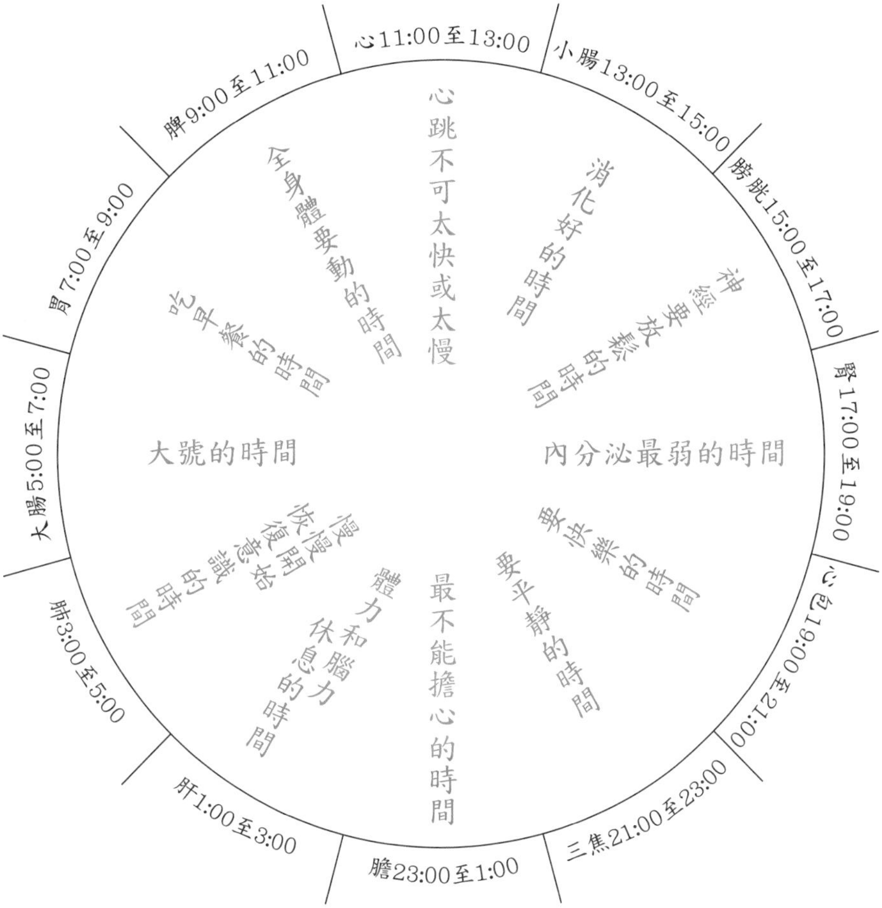
心11:00至13:00
心跳不可太快或太慢
小腸13:00至15:00
消化好的時間
膀胱15:00至17:00
神經要放鬆的時間
腎17:00至19:00
內分泌最弱的時間
心包19:00至21:00
要快樂的時間
三焦21:00至23:00
要平靜的時間
膽23:00至1:00
最不能擔心的時間
肝1:00至3:00
體力和腦力休息的時間
肺3:00至5:00
慢慢開始恢復意識的時間
大腸5:00至7:00
大號的時間
胃7:00至9:00
吃早餐的時間
脾9:00至11:00
全身體要動的時間

和月亮的引力帶動了潮汐的變化，出生時的星座圖也巧妙的掌握了人的個性，不論是看得見的實體，或看不見的個性，這些引力影響了地球上的液體，當然也包涵了我們的血液和內分泌。有些人相信，有些人認為是鬼扯，也有些人就把它當統計學來看，這樣最不傷和氣，就算我們不管引力對我們的影響，但是白天我們確實適合工作，晚上也真的適合休息，子午流注就是在說明這些道理。我們就先從早上三至五點開始說明，就是從我們慢慢清醒開始。

肺經

早上三點至五點，走的是金型的肺經，肺掌管了我們的意志、執著和價值觀。古人差不多是四點至五點起床，因為古代無論是務農或打獵，這個時間都是剛剛好，當然不一定適合現代人的時間，但是自然界是這樣子的。如果你是晚睡的，那當然要睡飽了再起來，能睡夠比這個時間起床對身體更有益處。

我們起床的第一件事，就是清楚的知道今天要做什麼事，要從哪裡開始，計畫一天的行程，讓身體的行政院開始動起來。千萬不可以一起床就生氣或悲觀，一起床就看什麼都不順眼，一天的開始一定要樂觀，不可以悲觀。所以這段時間是最不適合悲觀和追求完美，四點半至五點也是最適合讓肺做深呼吸的時候，但是如果沒有睡好，也不要刻意起來，還是睡飽比較重要，五至七點再做深呼吸也可以，因為那時走的是大腸經，大腸經和肺經兩者性質相通。

【人體經絡簡圖】

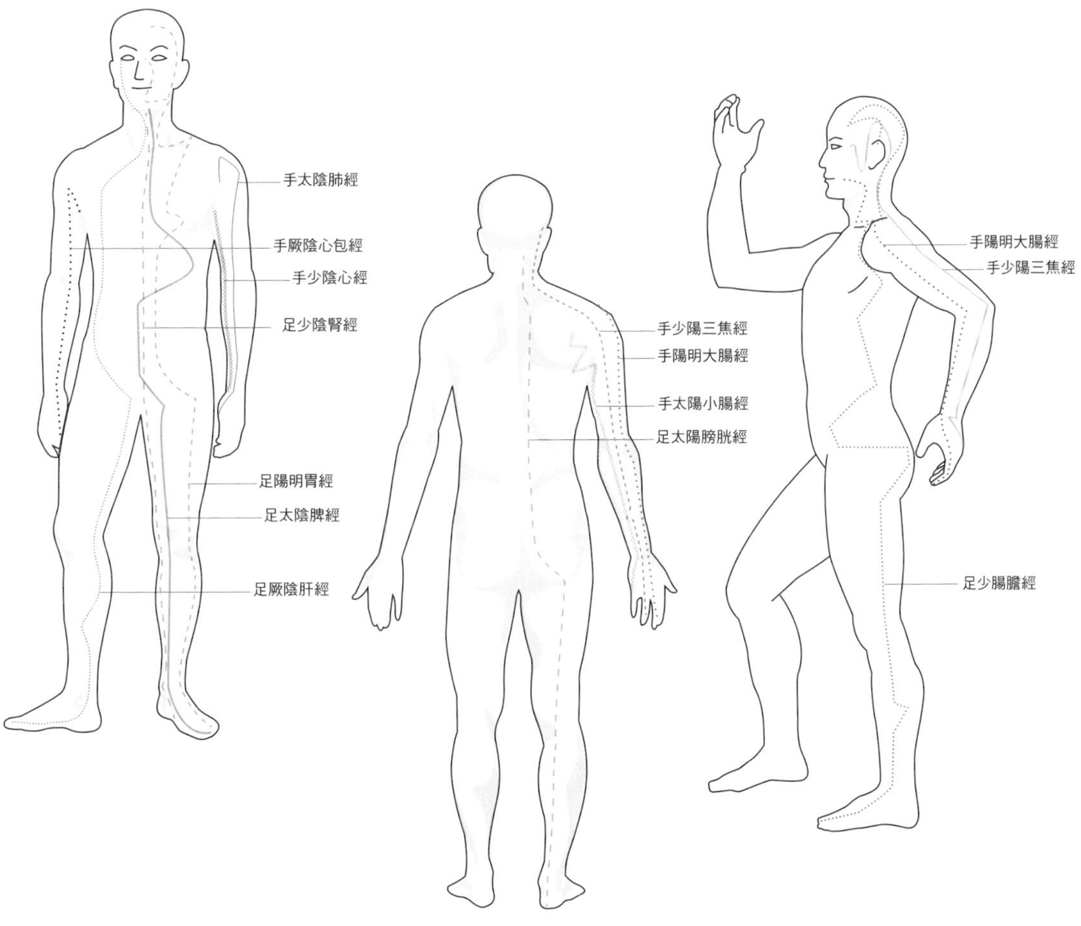
手太陰肺經
手厥陰心包經
手少陰心經
足少陰腎經
足陽明胃經
足太陰脾經
足厥陰肝經
手少陽三焦經
手陽明大腸經
手太陽小腸經
足太陽膀胱經
手陽明大腸經
手少陽三焦經
足少陽膽經

大腸經

早上五點至七點，走的是金型的大腸經。當我們樂觀的計畫好一天應該做的事，再來就是要把身體和心裡的糞便全部放掉，前一天的糞便如果沒有清掉，大腸就會一直吸收那些有害的廢物，增加內耗。

不好的思緒也一樣，如果一早就被負面情緒影響，那一天的心情就會和你放不下的糞便一樣臭，而且一直內耗，看什麼都不滿意，一肚子的大便，心情怎麼可能會好，計畫怎麼可能會成功，大家看到你就跑。金型代表了定律，大腸屬金型，所以要把不好的東西全部丟掉，這就是生命的定律，就很像慈濟證嚴法師所講的：「後腳要離開，前腳才能前進。」大腸比較不好的人，盡量這時候可以上大號，起床時多喝一點水，多半都

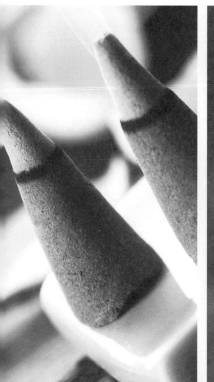

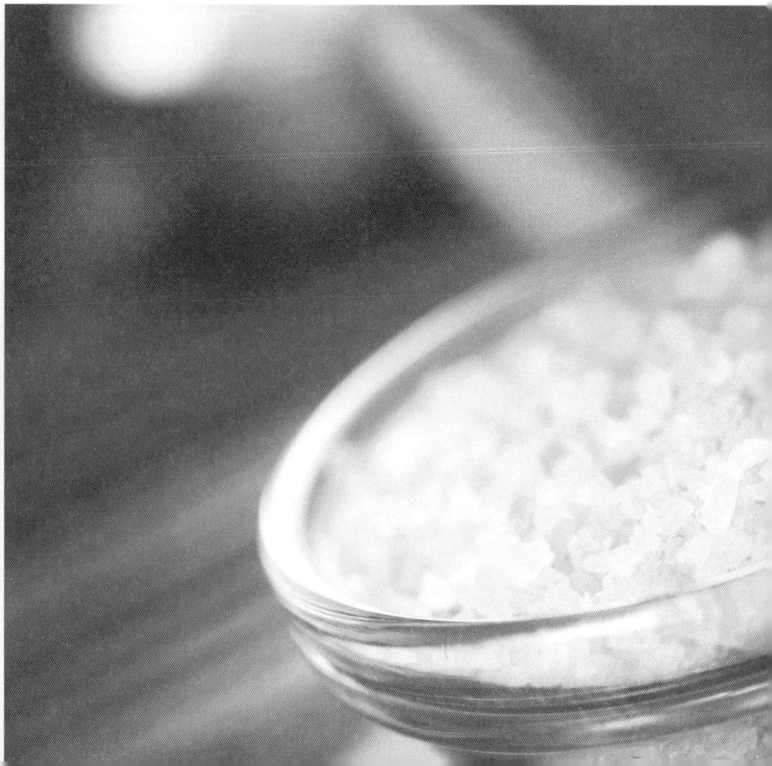

可以上得出來，如果這段時間沒辦法起床，就起床後再上就好了，因為人要起床的時候，大腸會蠕動的比較快，中間起床上大號，上好再去睡，沒有比較好，因為身體還沒有真正的起床，大腸還不會蠕動。

胃經

七至九點走的是土型的胃經，當我們把負面的廢物去除後，接下來就是要吸收外來的身、心糧食，來增加我們的實力，要能廣結善緣，集思廣義，這樣才能豐富我們的人生。

最怕就是才開始要接受外來的養分，就緊張到什麼都不喜歡，什麼都不能接受，什麼外來的東西就全部變成負擔，都是負面的存在，都是別人惡意的壓迫，那我們就無法得到任何身、心的食物，只會慢慢的在自己的緊張中餓死。所以只要是對我們有益的事物或食物，都要學著接受，才能累積實力和豐富我們的人生。

胃在這時候的消化會最好，所以最好要吃東西，如果讓胃沒有食物的空轉，胃會被胃酸燒壞。這時候如果生悶氣或太緊張，胃的機能就更容易出問題，當天胃不舒服的情形就會增加。一天的工作才正要開始，就開始緊張，那就不太可能可以放寬心，接納可以幫助我們的事物了。

脾經

九點至十一點走的是土型的脾經，一個人脾氣是不是真的很好，其實看他有沒有胃脹氣就最清楚。通常會脹氣就代表化消不良，會消化不良就是太緊張，會太緊張就是我們得到的不是我們想要的，或受了一肚子的氣，如果有這種情形，那他們笑笑的好脾氣，就全部是假的，是自己強忍下來的，總有一天會暴發。脾臟代表了所有的淋巴系統，而運動對淋巴來說，十分的重要，因為我們的脂肪酸和胺基酸等油脂性的營養及代謝的廢物，大多數都是在淋巴管裡跑，所以只要運動不夠，或是固定的姿勢太久，淋巴就很容易被這些油性的養分和廢物所塞住，所以運動反而是讓淋巴系統休息的方式。脾經屬土，土的特性就是包容，就像大地包容萬物一樣。我們要努力的接受那些對我們有益的事物，不論對那些新事物是否熟悉。一個好的倉庫，其貨物的流動性是要非常快的，很快的出貨，也很快的進貨，只要貨物停留了太久而沒有用到，就會成為倉庫的負擔，那公司也不可能太好。人的身體也一樣，如果那些脂肪酸和胺基酸停留在淋巴管內的時間太長，就代表還有些部位很容易產生堵塞，代謝就會出問題，也很容易累積深層肪脂。所以這個時間，是最適合運動和按摩的時間，最不適合久坐不動，這樣代謝就會變得更差，而且一早就運動，可以提高一整天的基礎代謝率，不容易發胖。想要讓淋巴系統休息，就是要運動，才能減輕淋巴系統的負擔。

心經

早上十一點至下午一點走的是火型的心經。這時候的心跳會比其他時間快，因為氣血正運行到心臟，所以這段時間不適合讓心跳跳得更快。一般我們說中午不要按摩，其實也不太對，只要不要讓心臟跳的太快就可以了。所以只要是會讓心臟跳太快的都不行，不論是身體上的激烈運動，或心裡面的敵意、緊張及憤怒等負面情緒。除了不能讓心跳太快，也不可以讓心臟跳的太慢，因為這時候心跳比較快，如果你刻意讓心跳太慢，那反而會把心臟機能悶住。所以中午的時候，也不適合熟睡，因為那又會使心跳變太慢，起床後，胸部會覺得悶，臉色脹紅，腦袋昏沉，就是因為心臟被熟睡悶住了，整個氣血往頭上衝太凶才會這樣。大部分的人中午都在吃飯，而中餐也是三餐中最適合吃大餐的，中午大家也不會有什麼壓力，因為也是休息時間，所以只要注意，中午不要讓心跳太快或太慢，不要太急，不要生氣，也不要激烈運動，可以吃大餐。當然不只是身體可以吃大餐，心裡也可以吃大餐，在肺經的時候，我們已經計畫好了一天的行程，到了心經，就是要判斷這個計畫是不是合乎我內心想要的，有沒有對到我的心坎中，哪些要修正我們的計畫，哪些要修正心態，是最適合用清楚的時候，如果這時沒有用心的面對這一天，也就沒有辦法得到你想要的收穫，因為連自己想要的東西都沒想清楚，很容易就虛度一天，到了晚上又想今天為什麼那麼空洞，一事無成。

小腸經

下午一點至三點走的是火型的小腸經。這段時間是我們身、心吸收力最高的時間，因為我們吃的食物都是靠小腸在吸收的，當小腸吸收不好時，就會拉肚子。但是小腸並不像膽有能力分別好壞，也不像胃可以拒絕不想要的東西，他的功能就是全部接受，只要胃送來什麼東西，小腸就接受什麼東西，並將這些東西吸收起來，不論好壞，來者不拒。所以我們在讚美一個人很好心時，會說他的心腸好或古道熱腸。小腸雖然是來者不拒，但是能不能吸收，就要看是不是心中所要的，如果是心中所要的，小腸的吸收力當然很好，但如果是心中不想要，那小腸還是會有吸收的動作，只是完全沒辦法消化。所以在這段時間，就盡量去消化自己想要的東西，如果強迫自己消化自己不想消化的事，那小腸就會拉肚子給你看，但是如果那些是我們一定要消化的事，只是我們心中很不喜歡，那就要說服我們的心，一定要欣然接受及認同這件事才可以。通常會拉肚子的人，性子都比較急，他們急著做完所有的事情，不論他們喜不喜歡，但是只要心中有所不悅而產生敵意，那小腸的消化機能就容易出問題，所以小腸比較不好的人，在這時千萬不要勉強自己接受自己不喜歡的東西，除非你能真的說服自己的心接受，也願意為他付出，也願意接受他的回應及付出，不論是人、事、物。

膀胱經

下午三點至五點走的是水型的膀胱經。膀胱經的功能就是如魚得水的適應外來的變化，並且成功的展現自己，也獲得自己想要的成果，所以這段時間是我們在應對外來變化反應最好的時間，此時自律神經反應最好，身、心的抗壓度和處理事情的靈活度都會提升，但是如果這段時間我們沒有辦法克服外來的困難，也沒有辦法展現自己，讓自己沒有信心，那脊椎神經和背部的肌肉就會變的很緊繃，而變成自律神經失調，所以這段時間也是最不適合繃緊神經的時間。如果這段時間心情很緊張，也沒有辦法克服所面臨的困難，就不要逼自己硬做，要盡量的放鬆身、心，建議可喝喝下午茶來放鬆一下心情，或運動一下，讓全身的肌肉不要那麼僵硬，尤其是背部的肌肉。或許大部分的人沒有什麼好命，可以喝下午茶，可以打打小球，總之就是要讓自己的身、心放鬆才行，如果這時你的神經太緊繃，反而會讓你的辦事能力變差，什麼事都容易有過度的反應，當身體亢進太久，內耗過度，就會越來越虛弱，也會使神經和內分泌系統亂掉，這些不好的影響，會反應在頻尿上，也就是以膀胱經來代表神經系統的原因。神經系統的功能就是讓我們可以很容易的適應環境的變化，如果這時我們去面臨一些不能應付的事情，這會使我們身、心更僵硬，甚至害怕面對所有變化的事情。所以這段時間我們就快樂自在的展現自己的能力，如果真的困難重重，就一定得停下腳步，讓反應過頭的神經輕鬆靈活一下，因為僵硬只會使自己的身、心變笨拙。最近哈佛商業評論也有一篇報導說，上班時如果每小時可以打幾分鐘的電腦遊戲或舒展一下筋骨，是有助於上班的專心度，也是這個道理。

腎經

下午五點至晚上七點走的是水型的腎經。只要是日行性動物，這時候的正腎上腺素（和腎上腺素不同，是使身體可以正常運作的荷爾蒙。當缺少時，身、心的靈敏度和抗壓性都會降低）會變低。簡單說就是這一段時間的身、心抗壓度會最差，因為忙了一天，是該休息的時候，也是我們最脆弱的時候，所以這時千萬不要找自己麻煩來折磨自己，這時最不適合挑戰困難，讓自己有壓力。如果內分泌已經出問題的人，這時一定要放鬆自己，不可以有任何壓力。內分泌要穩定，就一定要有穩定的情感，內分泌之所以可以使我們的體力和腦力提昇，帶給我們力量，就是出於愛，有了所愛的人就會變成堅強，沒有所愛的人就會失去動力，當然也要愛自己。所以傍晚可以和心愛的人一起散散步，可以和心愛的人共進晚餐，將會使我們的內分泌十分穩定。晚餐時也千萬不能生氣、評論，這樣會使得大家消化不良和神經緊繃，不但會傷害自己，也會傷害家人。有些父母會習慣在吃飯的時候算小孩子的帳，這樣小孩會健康和更棒才奇怪，不是過胖就是過瘦，除非孩子完全不理你。

心包經

晚上七點至九點走的是火型的心包經。這是一天最中適合快樂的時間，因為這時候的快樂，可以為明天帶來生命的熱忱和活力，這個快樂也是充實而有成就的。心包負責傳遞心臟的訊息，也就是我想做的事情在這一天中都有做到，吃完晚餐之後，就會有努力後而有所成的喜悅，辛苦了一天，看得到辛苦的成果，也是自己心中想做的事，也是計畫中的事，階段性的完成，當然會有成就感和快樂。但相反的，如果吃完了晚餐後，不知道自己今天做了什麼，完成了什麼，心中想要的是什麼，自己的一天到底有沒有做一些自己認為有意義的事，如果沒有，到了這時，人就會覺得很空虛，一事無成，什麼做為也沒有，那生命當然會失去動力。想做的事做不到，不想做的事又一直在做，這樣心中必然很鬱悶，更不用說喜樂了。古代這時候也是要睡覺的時候，如果這時心情很好，自然會期待面對新的一天。如果這時我們心中不快樂，明天就會是痛苦的一天。如果常常發生胸悶、心悸的人，在這個時段就不要有失落感和空虛感，要快點找出什麼是自己想要的，什麼是自己不想要的，計畫好後就行動，心中快樂，自然胸悶和心悸都不存在。

三焦經

晚上九點至十一點走的是火型的三焦經。心包經是努力一天的喜悅，而三焦經則是要把那些沒用完的能量，平靜的儲存起來蓄勢待發，所以這段時間心情要很平靜，不能不甘心，不能急躁，也不能憤憤不平。如果有以上的情形，那睡眠的品質一定大打折扣，睡前有所思，夜就有所夢。但是大部分的政論節目，也都是在這個時間，這會使看節目的人常常一肚子火，一肚子的窩囊氣，又不甘心，又沒有能力去做任何的補救，如果這種情況產生，不但沒有辦法提昇我們的生命力，還會因為心中不平所產生的碰撞而減少生命的熱忱，更大的影響是，他會擾亂我們的消化系統和控制血糖的系統，這樣會對胰臟、肝臟和膽，產生不好的影響，輕則消化不良，重則胰、肝、膽的病變，得不償失。所以一定要學著控制，對自己的能力和熱忱有收放的能力，這是火型能量中最難控制的一項，就是面臨比自己更強大的困難時，我們要懂得留下所有的青山，而不是只留下一座青山，是一座都不能少。所以胰、肝、膽已經不好的人，在這個時候，一定不能再讓自己生窩囊氣了，一定要學著平靜的面對一切的不滿，不為所動，因為也動不了，好好的睡覺比較重要。能做多少，該做多少，就留在明天早上再想吧！

膽經

晚上十一點至午夜一點走的是木型的膽經。理論上這已經是睡覺的時間了，但是現在人的壓力太大，有大半的人這個時間還是醒的，不甘心忙了一天就這樣睡覺，應該要找些樂子讓自己快樂一下，有這種想法的人，今天大概過的有些辛苦又不快樂。這段時間是最不能擔心的時間，這時候擔心肯定會睡不著，膽經最怕的就是內外不分，分不清楚什麼是自己的事，什麼是別人的事，自己能掌控的事就是自己的事，自己不能掌控的事就是別人的事，不是自己的事在心態上就不用對成敗負責，如果知道自己沒能力，又什麼都要管，那自然幾輩子都擔心不完，天天活在不知所措中。人在擔心時，自然判斷能力就會下降，而且會不想面對外面的世界，那就沒辦法從外面獲得身、心的糧食，也使我們的能力大打折扣。所以有捨才會有得，什麼都想抓住，就什麼都得不到，因為我們的能力一定有限。我們要在外界的變化中，得到自己身、心的糧食，就要靠這個膽識來判斷，是我的菜就留下來，不是我的菜就放下來，只要我們沒能力掌控的，就不是我們的菜。這段時間當然要睡覺，若是睡不覺還在那擔心，那不但更不能睡，而且消化系統也會出問題，尤其是膽固醇的代謝會變差，再嚴重一點，就連只喝水，什麼都不吃，也會胖。

肝經

凌晨一點至三點走的是木型的肝經。肝是全身最累的器官，只要是用到體力和腦力都是由肝臟來提供，所以這段時間當然要讓肝臟休息，一點體力和腦力都不要用，因為肝臟已經用了一天了，該讓它休息了。如果這時間還沒有辦法睡覺，那就千萬不可想生氣的事，不管是氣自己的無能，或氣他人的無理。肝臟是讓我們人生越來越美好，越來越有能力，也越來越充實的器官，因為我們強大，所以能承擔的自然就比較多，但不代表肝臟是為了讓我們承擔生命的負面才存在的，承擔負面只是它的附加價值。所以要有美好的人生，肝臟就一定要好，而生命的充實才會有快樂的茁壯，得到眾人的肯定，就是肝臟的糧食，累是肝臟虛弱的表態，能樂就不會疲，肝臟就會好

文王後天八卦

我們先簡單的暸解一下八卦，八卦可分成兩種，一個是伏犧氏的先天八卦，其中講的是大自然運行的道理，孔子說先天八卦是為了「通神明之德，類萬物之情」，就是在彰顯上天的好生之德，也凸顯萬物獨特的價值。而後天八卦則是由周文王所畫的，要表達的是人要如何配合大自然，日出而作，日落而息，身、心才會健康。在看後天八卦時，是以太陽的位置來看，在太陽東生西落的過程中陽光、空氣、水如何的變化，人要如何順應這個變化才會有健全的身、心。這個八卦圖只適用於北半球，如果到了南半球，則南北就要顛倒來看，以下我們就只介紹我們居住的北半球，和子午流注圖一樣，從起床時間開始看起。

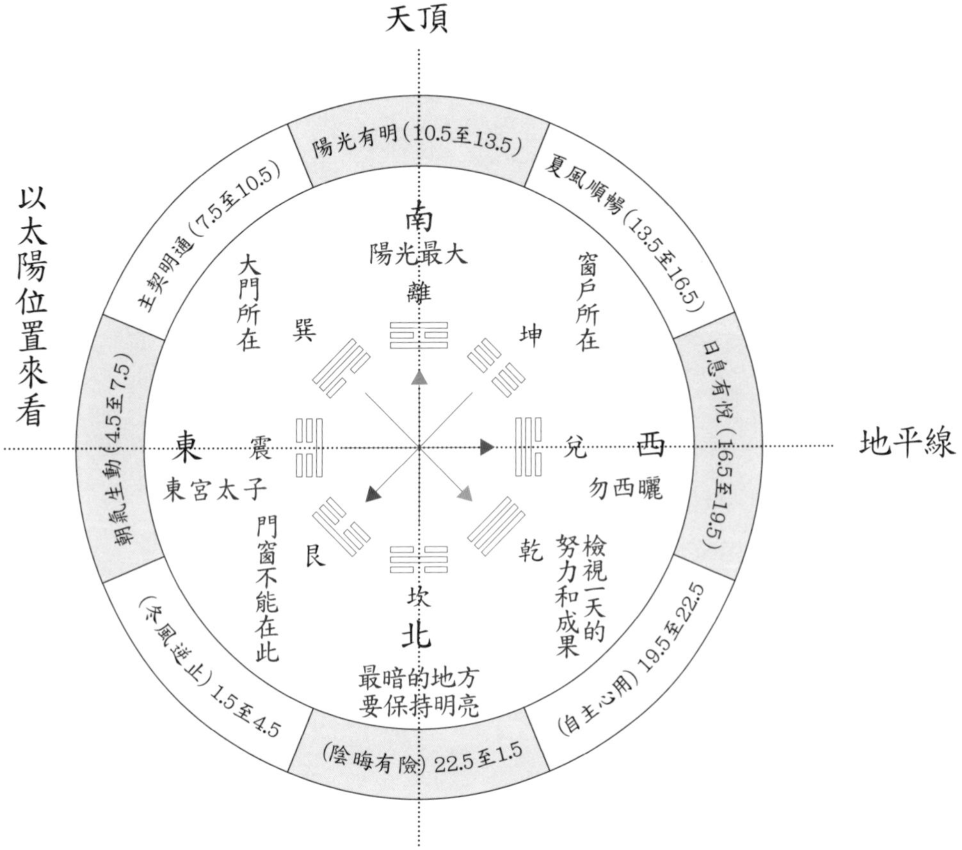
以太陽位置來看
天頂
地平線
陽光有明(10.5至13.5)
夏風順暢(13.5至16.5)
日息有悅(16.5至19.5)
(自主心用) 19.5至22.5
(陰晦有險) 22.5至1.5
(冬風逆止) 1.5至4.5
朝氣生動(4.5至7.5)
主契明通(7.5至10.5)
南
陽光最大
離
窗戶所在
坤
大門所在
巽
東
震
東宮太子
西
兌
勿西曬
門窗不能在此
艮
坎
北
最暗的地方
要保持明亮
乾
檢視一天的努力和成果

震卦

時間是早上〇四：三〇至〇七：三〇，太陽的方位是在東方，此時是太陽出來的時間，萬物都開始活動，震卦意思就是生命力的覺醒和啟動，而且前途無量。古代的太子或家中的長子通常都會住在東邊的房間，所以才有東宮太子一稱，意思就是說，當太陽升起時，第一個照到的就是長子，長子必須第一個起床，因為一個家的傳承是長子的責任，所以他必須是家中最認真、最有潛力的，也是家中未來的希望。由長子迎接每天的第一道曙光，讓太陽來叫他起床。

巽卦

時間是早上〇七：三〇至一〇：三〇，太陽的方位是在東南方，古代的大門都是開在這個位置，讓你一出門就可以看到陽光，也是早上最亮的方位。看到陽光心情就會很陽光，走出門一片光明，看的一清二楚就不會跌倒或踩到不想踩的東西。「巽」的意思是如風一般謙讓恭順，讓人有很舒服的感覺，知道自己要往哪裡走。

離卦

時間是早上一〇：三〇至一三：三〇，太陽的方位是在南方，是太陽最大的時間，家中南方的位置最好有大大的窗戶，讓陽光可以照進屋內，幫家中好好的消毒一下。離的意思就是美麗而光亮，讓家中的一切都能讓太陽照到，看的清清楚楚。如果南方沒有窗戶，那家中就很容易潮濕，會比較容易生病，人也會比較懶惰。但是如果看得到大大太陽照進屋內就不一樣了，很像不做點事就覺得怪怪的，看到太陽，大家就會想動一下，而不是去睡覺。

坤卦

時間是下午一三：三〇至一六：三〇，太陽的方位是在西南方，也是家中一定要有窗戶的位置。在北半球，夏天是吹西南季風，所以西南方有窗戶，家中的通風才會好，空氣也才會好，家中不會有異味，人才活得舒服。「坤」代表扎實累積的力量，但是柔順溫和的，所有日行性的動物到了這個時候，通常都累積到一個成果，獲得夠多的食物，不然可能沒有辦法度過晚上。

兌卦

時間是下午一六：三〇至一九：三〇，太陽的方位是在西方，而西方是最不適合老人房間的方位，因為有太陽西曬的問題，再加上黃昏時西方無風，老人通常受不了西曬。「兌」

的意思是喜悅，當我們工作了一天下來，自然會有收獲的喜悅，努力了一天可以休息了，工作也有成果。

乾卦

時間是晚上一九：三〇至二一：三〇，太陽的方位是在西北方。其實西北方在季風和陽光上並沒有什麼要特別注意的，至於一般夏天有的西北雨，那也只有島國比較會出現，也稱不上大數法則，但是在方位上，陽光會比較少，也會比較潮濕一點。「乾」代表了生命的飽滿，通常在吃完晚餐後，就是來檢視一天努力的成果和規畫明天要走的路。

坎卦

時間是晚上二一：三〇至〇一：三〇，太陽的方位是在北方。家中的北方是最暗、最看不到陽光的地方，也是家中最潮濕的位置，所以家中的這個位子，最容易有蟲子，也最容易發生危險，因為這個地方最暗。我們知道這個問題，就盡量要讓家中最濕、最暗的地方保持乾燥和明亮，這樣家中就不會有陰暗的死角。人到這個時間，如果還沒有睡覺，就怕會胡思亂想，這樣最容易鑽進死胡同出不來。坎的思意就是不明朗的危險，所以我們面對危險時，就是要把問題用明白，不過這個時候，還是先睡覺吧，不要多想，這時候想困難的事，不合

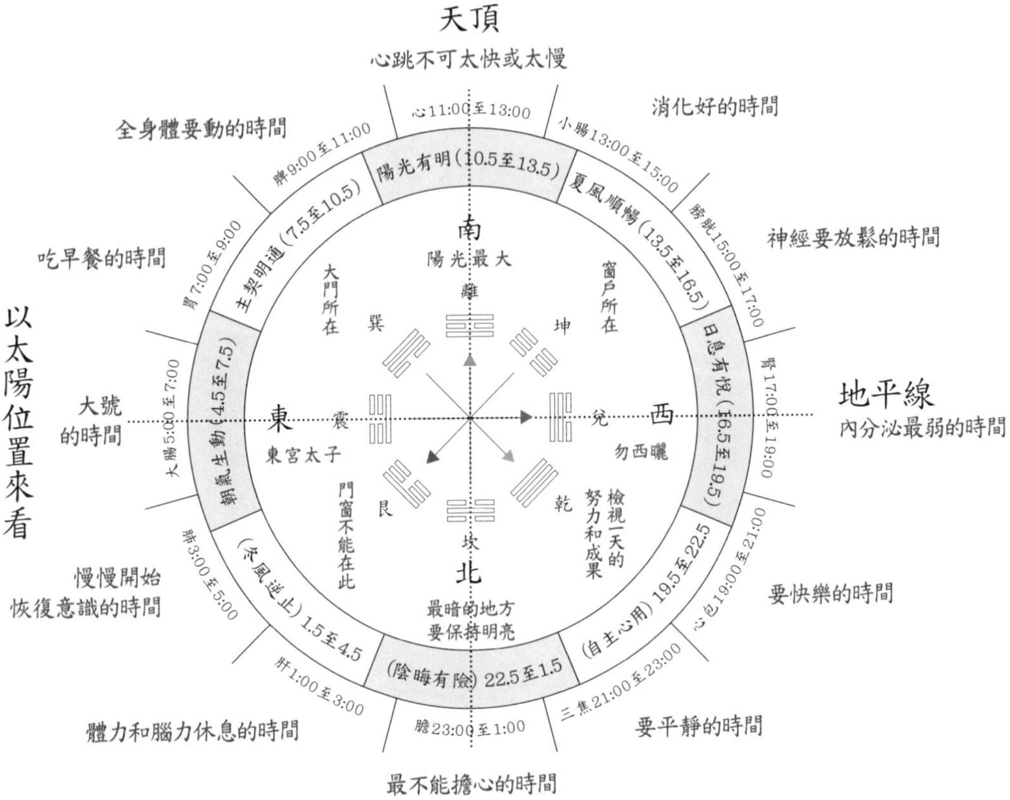
天頂
心跳不可太快或太慢
以太陽位置來看
地平線
內分泌最弱的時間
全身體要動的時間
消化好的時間
神經要放鬆的時間
吃早餐的時間
大號的時間
慢慢開始恢復意識的時間
體力和腦力休息的時間
最不能擔心的時間
要平靜的時間
要快樂的時間
心11:00至13:00
小腸13:00至15:00
膀胱15:00至17:00
腎17:00至19:00
心包19:00至21:00
三焦21:00至23:00
膽23:00至1:00
肝1:00至3:00
肺3:00至5:00
大腸5:00至7:00
胃7:00至9:00
脾9:00至11:00
陽光有明(10.5至13.5)
夏風順暢(13.5至16.5)
日息有悅(16.5至19.5)
(自主心用)19.5至22.5
(陰晦有險)22.5至1.5
(冬風逆止)1.5至4.5
朝氣生動(4.5至7.5)
主契明通(7.5至10.5)
南
陽光最大
離
窗戶所在
坤
大門所在
巽
東
震
東宮太子
西
兌
勿西曬
門窗不能在此
艮
乾
檢視一天的努力和成果
坎
北
最暗的地方要保持明亮

天時，而且如果這時候想太多，腦中讓我們睡覺的「褪黑激素」就出不來，睡覺和想事情腦袋只能二選一，要睡就不能想，想了就不能睡。

艮卦

時間是早上〇一：三〇至〇四：三〇，方位是東北方，家中最不適合有門和窗的位置。北半球冬天吹東北季風，這季風又大又冷，很容易使人感冒。如果家中的這個位子有門、有窗，在冬天只要有人開門開窗，就很容易著涼，因為家中的溫度是溫暖的，門外的溫度則相當寒冷，老人或心血管比較有問題的人，一旦開門，一下溫差太大，會導致血管急速收縮，就可能中風，中風也就有這個意思，中了東北季風。所以北半球都稱東北方的門是「鬼門」，因為老人家一開門，就很容易生病，一生病就很麻煩。「艮」的意思是要停止，也就是這個時候最好什麼都不要做，最適合的還是睡覺。

子午文卦圖

之前在看後天八卦時，對於乾、坤兩卦的位子，有些不太瞭解，但是把子午流注一擺進去，馬上一目了然，我們一樣從一起床開始說明。

早上四點半至五點

早上四點半是肺經進入震卦的開始，所以四點半至五點是最適合起床的時間，這時就要邊想今天的計畫是什麼，因為肺主意志，是身體的行政院，當然就要動起來，來計畫一下今天要完成什麼和得到什麼。

早上五點至七點

這是震卦進入大腸經的時間，這時可以做些運動，一方面活化我們的肺，一方面加速大腸的蠕動，這時也要把對身、心沒有好處的廢物全部丟掉。

早上七點至七點半

這是震卦進入胃經的時間，所以這段時間是最適合吃早餐的時間，讓胃開始動一動，也開始接納和累積，今天活動所需要的身、心能量。

早上七點半至九點

這是胃經進入巽卦的時間，所以在這時間內吃早餐也可以，但是早上七點半是巽卦的開始，最適合敞開心扉，讓胃和心智接受所有對我們有好處的東西。不要一天的開始就嫌東嫌西的，這樣就不會有快樂的一天，當然也是該出家門迎向一天了，心情要像風一樣溫恭謙順，不要風吹草動的很緊張。

早上九點至十點半

這是巽卦進入脾經時間，所以也是最適合活動來促進淋巴代謝的時間，如果很累，也是最適合按摩的時間，這段時間適合做粗活流流汗，對身體很好，而且早上運動也可以提高一天的基礎代謝率。在心智上，要不斷的把自己不好的思維放掉，將剛吸收來對身、心好的東西，融合在自己身上，要讓自己有不斷累積好的能力，這個時段，人比較不會留戀舊思維，因為新的一天才開始，一出門就見到陽光，什麼不好的陰霾，都會被陽光照得一清二楚，再經由活動，這時的心智非常清楚。

早上十點半至十一點

這是脾經進入離卦的時間，一〇：三〇以後陽光漸強，所以要慢慢的開始減少身體的活動量，開始從動態的身體活動，轉向靜態的心智活動。

早上十一點至下午一點

這是離卦進入心經的時間，這時心跳最快，身、心都不能激動，最好要休息吃午餐，但是不能熟睡，因為心跳也不能太慢。在這個休息的時間，也要用自己的心來檢視一下自己的計畫，是不是合乎我們的內心想要的。想法和做法有沒有一致，什麼東西是我們今天必須得到的成果。

下午一點至一點半

這是離卦進入小腸經的時間，經過中午的休息和省思，也更明白今天要得到的成果是什麼。但是離卦是到一三：三〇才算結束，這時的陽光還是太強烈，如果要出外，最好是一三：三〇後比較好。

下午一點半至三點

這是小腸經進入坤卦的時間，也是一天中最好的靜態吸收的時間。這段時間的消化能力和學習能力都會很好，但先決條件，還是消化你想消化的，學習你想學習的，如果這時你去接觸你最不喜歡的東西，那負面的累積也會越大，因為小腸和坤卦，在人文上的意思，都是不論好壞全盤吸收和累積。坤卦在這個位置是萬物最好累積成就的時間，也剛好對到小腸經最好吸收消化的時間，這樣坤卦就不是單純只有季風的問題，還有人文上身、心最容易吸收養分的涵意。

下午三點至四點半

這是坤卦進入膀胱經的時間，膀胱經代表如魚得水的適應環境的變化，而坤卦則是累積身、心的實力，所以這段時間是我們最適合在變化的環境中，累積經驗的時間，但先決條件是不能踢到鐵板，碰到我們沒有能力解決的事，如果這時候讓神經系統很緊繃，那我們就什麼都吸收不到，因為嚇都嚇死了，哪有能力快樂和順的累積自己的能力。而一五：〇〇至七：〇〇也是最適合運動讓自己神經放鬆的時間。

下午四點半至五點

這是膀胱經進入兌卦的時間，代表一六：三〇後就開始有工作尾聲也有所成的喜悅，這其中也包涵了成就感，因為從膀胱經快樂的走過來，就代表你以自己的聰明才智征服了外界的變化，也得到了自己想要的東西，所以當然會有成就的喜悅。

下午五點至七點

這是兌卦進入腎經的時間，也是內分泌最弱，身、心抗壓力最脆弱，最受不了打擊的時間。

如果到了此時，發現自己一天一事無成，那自然就會有「夕陽無限好，只是近黃昏」的感慨了。

但是，如果覺得今天相當有成就，那種有所成的喜悅，就會讓我們脆弱的身、心重新強壯起來，因為快樂是身、心最強的興奮劑，來提振身、心，愛是內分泌系統最大的力量，而一天努力的工作，也是因為對家人的愛。

下午七點半至七點半

這是兌卦進入心包經的時間，兌卦是一天有所成的喜悅，而心包經則是打從心中真正的喜悅，因為我們一天的成果，也是我們心中真正想要的，這代表了我們從一四：三〇肺經的計畫，至一二：〇〇心中的省思，至一七：〇〇所得到的成果，完全一致，那當然可以讓我們得到真正身、心、靈的喜悅，成為人生熱忱和動力的來源。

下午七點半至九點

這是心包經進入乾卦的時間，心包經是身、心、靈三者結合的快樂，帶入了我們生命的內在價值和自主心，成為靈魂和天性最好的能量，也驗證了自己的價值，也加強了自己的價值和能力，擁有飽滿的心靈，所以乾卦在這個時間，這個位置，也最容易獲得力量，但是如果努力一天沒有辦法帶來自己希望的成就和喜樂，那生命的行動力就會降低，也會擔心明天得到來。

下午九點至十點半

這是乾卦進入三焦經的時間，也是一天中十分重要、十分困難的時間。乾卦是生命的熱忱和自主性的價值，三焦經是控制生命的熱忱，懂得儲存生命用不到及用不完的能量，而且不合外面不對頭的力量衝突和碰撞，進而耗損自己的能量，這是十分不容易的事。如果沒有十分成熟的靈魂是做不到這一點的，所以乾卦在這個位置，也更凸顯了它的重要性和人文上的意義。

如果這一天過得十分不開心和窩囊，通常這個不甘心的思維在此時段會打亂我們的生命節奏，也會耗損我們的熱忱，更會使我們睡不著覺，大大的減少我們接納和吸收事物的能力。如果喜歡在這個時候看政論節目的人，要有能力讓自己的心很平靜，因為這時間是適合讓內心平靜的時間，如果做不到，為了自己的健康，還是不看比較好，尤其是認為自己正義感和是非觀很強的人。

下午十點半至十一點

這是三焦經進入坎卦的時間，也是生命最容易陷入低潮的時間。如果我們在三焦經時，可以很大器、很平靜的將用不完及用不到的熱忱儲存起來，不會不甘心和憤憤不平，那我們就會有膽識來面對生命中的逆境，最不熟悉、不明亮、不友善的事物。

但是相反的，如果你會對周遭的不公不義，充滿了無奈又不甘心的憤怒，那會使你失去吸收外來身、心糧食的能力，但是人只要活著就不能不進食，整個人就會活在希望得到滋養又害怕外來傷害的矛盾中，永遠擔心害怕。

下午十一點至凌晨一點

這是坎卦進入膽經的時間，坎卦代表了深不見底的危險，膽經則是判斷是非的能力，在面對外在環境變化時，我們總是被動的接受，但是也有主動的選擇權，來決定什麼是我要的，什麼是我不要的。

在天時上，這段時間是最不適合做判斷，因為已經身心俱疲了，在這時候如果擔心到沒辦法入眠，只會讓我們擔心的心情沉入深淵，不容易出來。

凌晨一點至一點半

這是坎卦進入肝經的時間，坎卦依舊代表了深不見底的危險，肝經則是我們能力的代表，雖然我們的能力是用來應付人生所有困難的，但是時間還是重要，在我們身心俱疲的時候來

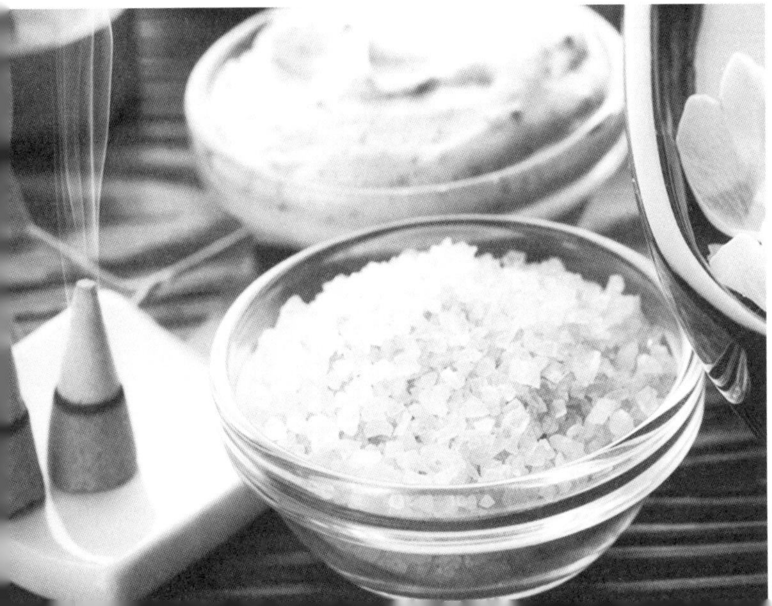

面對困難，那是最笨的決定，再大的困難都要等到狀況明朗的時候再做決定。

肝臟工作了一天，該讓它休息了。如果擔心害怕的心，從膽經傳達過來，那我們也可能會不好睡，而失去面對明天的能力。

凌晨一點半至早上三點

這是肝經進入艮卦的時間，肝經在這是讓身、心休息的時候，而艮卦也是要我們停下來好好休息的卦，如果再不休息，下面的路就很危險了。通常熬夜如果超過三點，那第二天就會非常的累，而且很難補的回來。

早上三點至四點半

這是艮卦進入肺經的時間，這段時間睡眠也十分重要，雖然四點半後我們就慢慢開始起床，但是四點半以前，還是肺經好好休息的時間，如果太早起來，我們的意識反而不清楚。

以上就是結合了後天八卦的子午流注，我想也是現今最清楚的版本，希望對大家的健康有幫助。

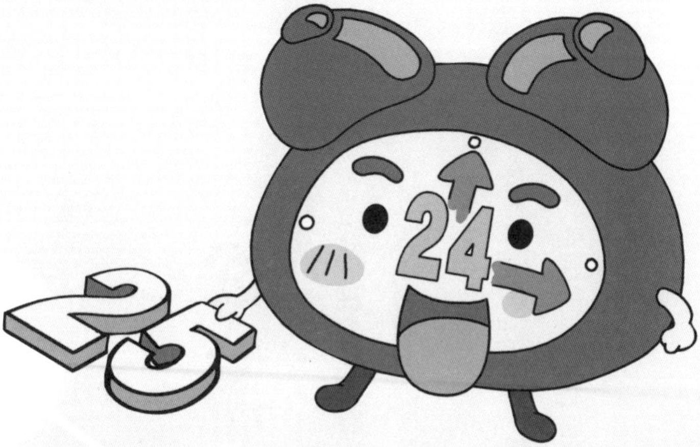

part 8

什麼個性生什麼病

壓力會造成疾病，

而每個人的個性與所生的疾病密切相關，

但什麼個性是我們的優點，

什麼個性又會與別人有相生相剋呢？

其實五行人格的分類和儒家的五常（仁、禮、信、義、智）、佛教的五戒（殺、淫、妄、盜、酒這是清末名初的版本，而現在佛教的五戒不同）、負面情緒的五毒（怒、恨、怨、腦、煩）、中醫的五志（怒、喜、思、憂、恐）、五淫（風、暑、濕、燥、寒）、中醫的六臟（肝、心、心包、脾、肺、腎）、六腑（膽、三焦、小腸、胃、大腸、膀胱）之間都有串連的關係，但是我不想寫得那麼嚴肅和學術，寫得生活化一點，大家比較容易理解，下頁中我附了一張串連的表，如果您有興趣可好好研究一下，看完本書後，您一定可以將這些串起來，我就不再說明了。

從心血管瞭解身體

在詳細介紹五行人格之前，我們先瞭解一下基本解剖的概念，從心臟的角度來看五臟。人的身體要好，一定需要好的資源，這些資源大可分為三種，分別是好的食物、好的空氣和好的心情。好的食物才會有好的身體，因為身體是由食物變來的；好的空氣才可使好的食物變成好的能量；好的心情會產生好的內分泌，身體心靈才會產生好的互動與平衡。

如圖所示，心血管系統是唯一貫串全身的系統，負責將氧氣和養分帶到全身。肝臟是提

【從心臟角度看五臟】

元精	元情	元氣	元神	元性	五元	
北	西	中	南	東	五方	道教
壬	庚	戊	丙	甲	五陽	
癸	辛	巳	丁	乙	五陰	
水	金	土	火	木	五行	
滋養、豐富	天理運行	溶合、再造	明朗、溫暖	成長、茁壯	五行特性	
智	義	信	禮	仁	五常	儒
智者不惑	說文己之威儀也，乾卦利物足以和義為義者，布施而德	論語定身以行事，繫辭人之所助者繫辭人之所助者	本分，克己復禮	親也，己立而立人	何謂五常	
酒（溺）	盜	妄（亂）	淫（滿）	殺	五戒	釋
腎	肺	脾	心	肝	五臟	善人
煩	惱	怨	恨	怒	五毒	
柔和	響亮（大器）	信實	明禮	主義	問性	
腎	肺	脾	心、心包	肝	六陰經	內經
膀胱	大腸	胃	三焦、小腸	膽	六陽經	
冬藏	秋收	中化	夏長	春生	天道大經	
脫變	成就	消化	長大	存在感		
恐	憂	思	喜	怒	五志	
髮	毛	脣	面	爪	其華	
骨	皮	肉	血	筋	其充	
怕寒	怕躁	怕濕	怕暑	怕風	五淫	
受氣，不知變通	受貧，貪利	受累，不信人草木皆兵	受苦，私心重欲	招難，獨行不服人	招受	
淹人，好煩人	刮人，好分辯	壓人，好怨人	燎人，好爭理	撞人，不服人	說話	
母	兒女媳孫	祖父母	父	長男	家庭五行	
認不是暖心丸（不良嗜好）	找好處清涼丸	怨人是苦海管人是地獄	貪上火（私心）	爭生氣（脾氣）	善人道	
水缺金而傷木水剋火動水火木之稟	金缺土而傷水金剋木動金水木之稟	土缺火而傷金金剋木動土金木之稟	火缺木而傷土土剋金動火土金之稟	木缺水而傷火木剋土動木火土之稟	動稟性的原因，陰性自觀	
病	災	罪	苦	難	稟性招	

供全身所需要的養分，肺臟提供全身所需要的氧氣，脾臟淨化血液，去除血液中的有害物和老舊的血球，儲存好血將多餘的養分和內分泌回收，腎臟則是排除血液中多餘的物質及身體產生的廢物。

Wood

能力型人格（木型）

木型人的特徵高高瘦瘦的，說話不說廢話，會生悶氣的木型人，常常有聳肩的習慣，在態度上就是一個家的大哥。一個好的大哥，什麼事他都會承擔，而且會非常照顧晚輩。如果是一個壞的大哥，就會常常一副老大心態，管東管西的，強迫他人做自己的私事，也完全不顧他人的感受。關鍵就是在自私或無私，無私代表有豐富的心而不怕付出，自私代表空虛瘦弱的心，需要靠很多外來的假象成就來彌補，心中才有踏實感。

通常家中環境不好，但是有能力、努力向上的小朋友就是長這個樣，瘦瘦高高的，他們急於想證明自己有能力，不想一直被當成弱勢看，一旦有所成後，也會特別照顧肯努力又有能力的晚輩。

木型人如果缺少水行的優點外軟內剛的智慧，就會有火型的缺點浮燥，如果再剋土型，也會有土型的缺點，人就會變得不耐煩、沒有包容心、固執、沒有智慧、不講理、自大、好生悶氣。

如何讓能力型人格更好

水生木（愛提生了能力）↓木（肯定自己的能力和方向）↓木生火（能力使我們發光發熱）

木型人最在乎的，就是自己的能力有沒有得到大家和自己的肯定，所以能夠發揮能力是最重要的。木型人的能力是來至水型的智慧，因為水才能生木，有天生的感覺和直覺，那樣才能有更好、更快的反應。

而感覺型的重點就是愛，愛一個東西時，會使我們的體力和腦力暫時提昇，愛可以強化神經系統和內分泌系統，讓體力和腦力變得更強、更好。有了能力後，我們自然就可以發光發熱，來展現自己的能力，得到自己和大家的認同和肯定。

對木型人而言，如果能有金型的優點，木型人就

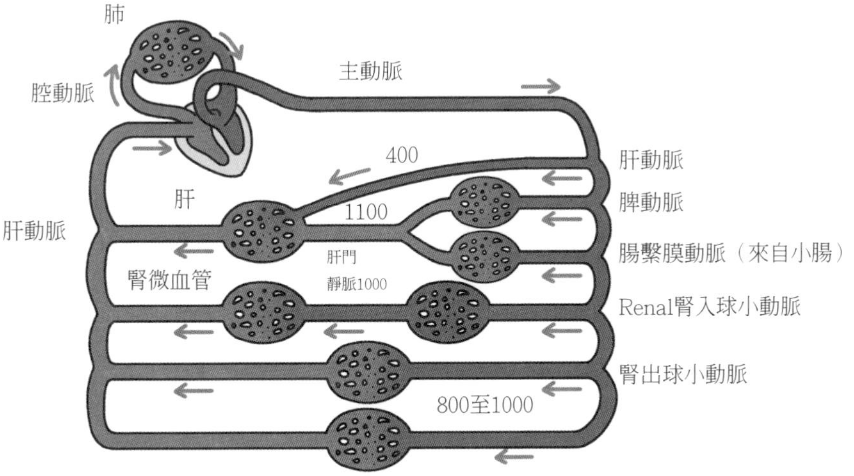

更能展現自己的能力。好的金型人最大的優點，就是看到所有事物的美好和優點，木型人是最看不到別人優點的，所以別人也不喜歡承認他們的優點。

如果木型人可以像金行人一樣，看清楚別人的優點，才知道自己認為的優點是不是真正的優點，並幫助他人找到他們的優點，又能發揮自己大哥的特質，幫他人把優點發揮出來，不但可以加強自己的能力，更可以得到大家更有尊嚴的認同，正所謂教學相長，這不是很好嗎？

有了金型人的優點，你就變成一個有正確價值觀的執行者，也就不會被金型人剋了，因為你的能力和經驗已經遠遠超過了那些評論者。

能力型的缺點和疾病

能力型的人在能力沒有辦法受到大家和自己的肯定時就會有負面的情緒，能力發揮不出來，是因為面對的事情沒有感覺，沒感覺也就不會有智慧，更不用說喜愛了。

但是能力型的人不論面對的東西有沒有感覺，都不能接受別人小看他的能力。當木缺水，就會傷火，就是沒有愛和智慧，就沒有能力，也沒法展現自己。這時他們就會產生木行的缺點，也會有火行的缺點，不講理、自大、好尊嚴的情形，和火型所不同的是，那是他們能力不被認同的表現，而不是欲望被人破壞的敵意，所產生的不講理、自大、好尊嚴。

症狀有：容易疲累、肌肉僵硬、腰部痠痛僵硬不靈活、胸悶、生殖能力和泌尿能力變差、小腸無力、疝氣、漏尿、拉肚子、身體不能轉動、膽固醇代謝不良、膚色黯沉、多處關節不舒服、耳下至整個下巴有紅腫潰瘍、口苦、常嘆氣。

症狀1 容易疲累

肝臟是體力和腦力的大本營，如果我們面對的事情都是一直在承擔和付出，沒有快樂，也不能充實自己，一直的消耗能量而無法充實身、心的能量，這樣黑白的生活，當然使我們很容易累。

台灣有句俗語：「肝若好，人生才是彩色的；肝若是壞，人生就是黑白的。」其實這句話應該反過來看，如果我們覺得生活很快樂，很多彩多姿，活在彩色中，那肝就會好，但是如果每天都在處理討厭和不喜歡問題，活在黑白中，那肝就容易壞掉。所以要讓我們的體力和腦力變好，就要讓自己生活得很彩色、很豐富才行。

症狀2 肌肉僵硬

能力型的負面情緒是生氣，人一生氣腎上腺素就會在體內亂竄，這時全身的肌肉就會很僵硬，人也會很容易累，而且這種僵硬通常是不自覺的，就像我們累了一天常常會覺得腰痠背痛的，就是因為工作的過程中，發生了很多令人不悅的事，所以肌肉就會自然而然的變硬，但是如果我們是很快樂的出去大玩的一天，不但不會僵硬還可以消除疲勞，就是這個道理，一樣是在動，但是心情不一樣，對身體的影響也會不同。

症狀3

腰部痠痛僵硬不靈活

如果我們長期生氣，全身的肌肉就會一直很僵硬，這時直接嚴重影響到的是關節，就是腰部的關節，從不靈活到痠痛僵硬而變成慢性發炎，也是身心俱疲的表態。

症狀4

胸悶

胸悶是因為生氣和能力不被認同的失落感產生的，因為力不從心所以胸悶。

症狀5

生殖能力和泌尿能力變差

由於長期的生氣和習慣性的僵硬，會使我們身體緊繃又身心俱疲，這樣身體的內分泌就會消耗在這些身、心的壓力上，也會導致自律神經失調，而頻尿就是失調的表態。

一個身心俱疲的人，自然不可能發揮個人的魅力來招蜂引蝶，沒有招蜂引蝶的欲望，動物繁衍後代的能力就會下降，因為累到不行，也氣到不行，所以生小孩的能力也會變差，男人生育能力不好，女人則容易有婦女病，就像子宮內膜異位、巧克力囊腫或子宮肌瘤。

當身、心壓力太大時，身體就會把生殖的能量轉移到對抗壓力上，這也就是為什麼現在很多人在工作上有所成就，但是卻生不出小孩的原因，壓力越大就越生不出來。

症狀6 小腸無力、疝氣、漏尿

這三個症狀是有連帶關係的，長期的生悶氣，也會使消化系統比較差，小腸會比較無力，就會出現拉肚子或疝氣得現象，也可能因為腸子代謝比較差，讓肚臍以下很容易累積多餘的脂肪而產生虛肉，男人的攝護腺也比較容易累積脂肪而變成肥大。

背部肌肉的長期僵硬，會使自律神經失調而造成頻尿及漏尿，因為小腸無力而造成的小腸下墜，這會使我們一咳嗽就發生漏尿，因為咳嗽打噴嚏時所造成的腹壓，會使無力的小腸更下墜而壓迫到膀胱，並產生漏尿。

症狀7 拉肚子

前文有提到，能力型剋成就型，因為能力型的人主觀意識比較強，自然包容力就比較弱，只要是和我不一樣的立場出現在眼前，就一點也不想理會，如果對方的能力足以影響而你，就會變得很急躁，因為急著想得到能力的肯定，但是一直都得不到，所以消化能力也會受影響，吃什麼拉什麼，直到能力受到肯定。

剛才我們說的是自己的能力能不能得到認同的問題，那是肝臟的範圍，現在我們來談談膽的問題。我們有沒有膽識和能力來判斷什麼對我有好處，什麼對我沒好處。

《黃帝內經》說，膽經的問題是「主骨所生病者」。骨是水型的範圍，也就是說，膽識不足是因為骨氣不夠，那骨氣不夠是因為沒有足夠的愛來產生勇氣因為「慈故能勇」，那還是木缺水的問題。

一樣是沒有愛就沒有能力，沒有能力就沒有膽識，一個有膽識的人，不怕面對任何未知的事物和不斷變化的挑戰。在上文有提到，「腑」是「臟」的代言人，並且「腑」要大量的由外在世界獲得「臟」所需要的營養，使「臟」可以有足夠的資源來彰顯「臟」的價值。

肝的價值是要我們活得充實、壯大、美好、快樂、成長，所以膽就要提供能使肝充實、壯大、美好、快樂、成長的養分。如果膽要完成這項任務，第一步就是要不怕面外面的世界，第二步就是要喜歡外面的世界，因為如果害怕並討厭外來的事物，那一定得不到任何營養，來使我們充實、成長和變得更好。

膽可說是六腑之首，只要膽出了問題，多半是生命中有一些害怕去面對的東西正困擾著，才會使膽出現問題。當膽出了問題，整個六腑就都會受到傷害，不論是從心理層面來看或從生理方面來看。

由心理層面來看，人一定要得到在外在世界的滋養才能生存，如果害怕或不喜歡外在世界，小腸就沒有辦法吸收任何營養；大腸就沒有辦法放掉不好舊有的廢物；胰臟就沒辦法平靜的儲存用不到的能量，因為就怕的要死，有什麼就會拿什麼出來擋；胃當然也沒有辦法接受這些不喜歡的東西，更不要說把那些東西當成糧食看了；背部脊椎兩側的膀胱經也一定十分僵硬，因為害怕或不喜歡是沒有辦法解決問題的，只要問題不解決，膀胱經就不會軟化，整個背部就會十分僵硬，但化解壓力正是膀胱經的工作，所以解決問題的膀胱經自己都出了問題，那問題當然不能解決。所以，人只要開始擔心，就會降低身、心的吸收能力。

症狀8

身體不能轉動

肝不好時，使腰沒辦法上、下、前、後彎。膽不好時，就會使腰不能左、右轉，一個是太生氣，一個是太擔心，對內是太生氣，對外是太擔心，兩者都是無能為力的表態。

症狀9

膽固醇代謝不良

膽固醇是肝臟與小腸分解脂肪的代謝物，膽固醇也是內分泌的原料，三酸甘油酯則提供身體保持溫度，所以瘦的人比較怕冷，因為他們的脂肪不夠多。膽固醇也是膽汁的原料，分泌膽汁是肝臟最主要的工作之一。

所以當我們身心俱疲、生氣或常常擔心，就會使肝膽的機能變差，膽固醇的製造和代謝也會不好，而且百分之七十的膽固醇是身體自行合成的，就算一點油也不碰，只要肝膽的機能不好，還是會胖，越會擔心就越不容易瘦，而且明明有肉，但還很怕冷，那是因為那些脂肪是代謝不好的情況下形成的，所以沒有禦寒的能力，橘皮組織也會變多，又沒有吃到美食胖的很冤枉！

症狀10

膚色不好

膽固醇代謝不良，自然橘皮組織就會比較多，膚色當然不好。所以愛美的人，如果很會擔心就美不起來。帥哥美女的自信心很好，從來不會擔心，所以膚質都不會太差。想要當帥哥美女的人，就要學會不擔心才行。

症狀11

多處關節不舒服

只要我們沒有外傷，關節就莫名其妙的痛起來，就是在這個範圍。脂肪除了提供身體所需的熱量，也負責固定器官和關節，比較常見的是有些很瘦的人，由於脂肪不夠多，導致腎臟沒有辦法固定，常常會往下滑，所以脂肪太少也不行，但是如果脂肪的分量太多，就有可能把關節架空，造成關節沒有辦法正常的咬合而使不上力，再加上當我們擔心時，全身的肌肉關節都可能在出力，擔心越久，用力越多，痠痛也會越多，又使不上力，真的很不舒服，所以一定要學著放鬆，並做一些輕鬆的運動，不要急，這樣才會健康。

症狀12

耳下至整個下巴有紅腫潰瘍

有些人只要壓力一大就會有這種現象，這也是內分泌失調的一種反應，而膽固醇正是內分泌的原料，在中醫來看就是擔心過多又得不到眾人的肯定。

症狀13

口苦

口苦本身就是肝火旺的表態，較常發生的狀況是身、心俱疲，又沒有辦法得到足夠休息。

症狀14

常嘆氣

當一個人卡在是非之間，又沒有辦法分辨是非，又無能為力時，自然會常嘆氣。所以當我們身邊的人常在嘆氣時，就代表他不得志很擔心，也無能為力。

以上就是木型（能力）人格出了問題時可能產生的疾病，如果有以上的情況發生，在心態上一定要所有修正。就肝而言，我們要用豐富來充實自己的人生，才能不斷的成長，越來越有能力，得到真正的快樂，不要天天只想著要承擔這個，承擔那個的。

智慧給我們能力，有了能力才可能增加包容力，學著看到他人的能力及優點，就能提昇自己的能力和優點，別人也會更肯定你的能力。對膽而言，就是什麼都不要擔心，因為擔心也沒有用，是自己能力範圍的就不用擔心，因為有能力解決；不是能力範圍的，在心態上就不要在意成敗，因為那本來就不是自己的能力範圍，沒有能力又要抱著不放，那只會自找苦吃。

【按摩減緩木型缺點】

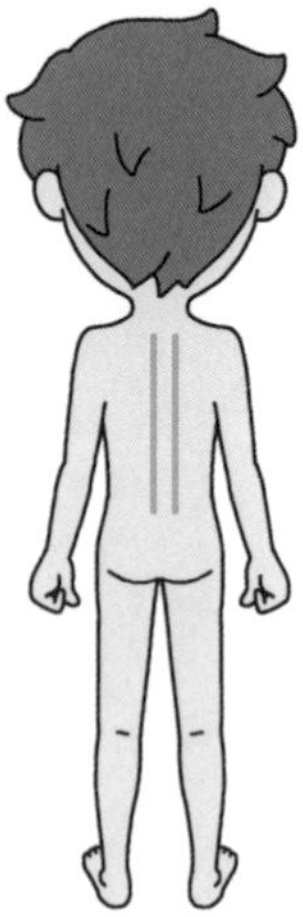

1.

讓背部脊椎兩邊的肌肉放軟，可放鬆自律神經。

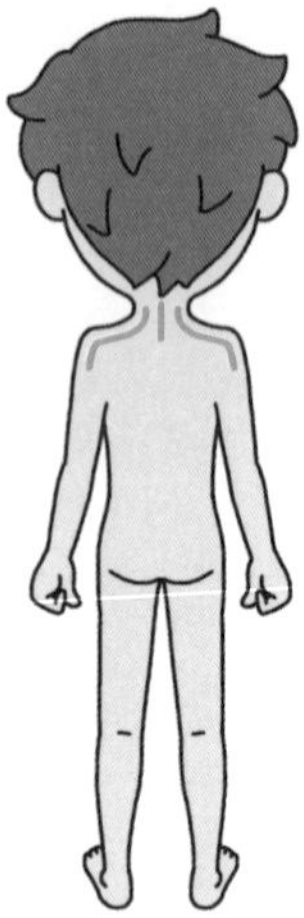

2.

按摩肩膀和後頸的肌肉，這會使你不會那麼容易累，也不會那麼容易緊張或覺得壓力很大。

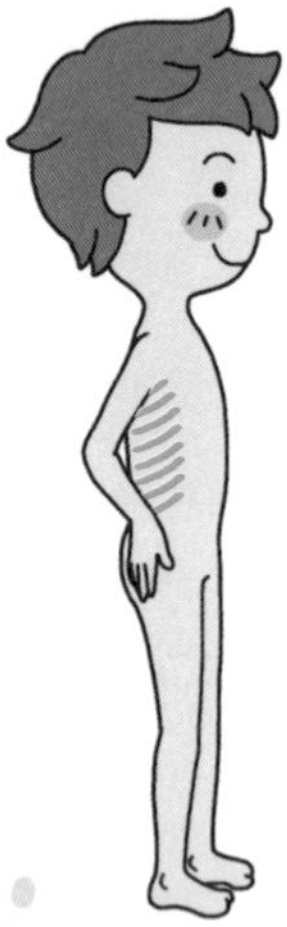

3.

按摩身體兩側的肋骨縫，可改善膽固醇的代謝。

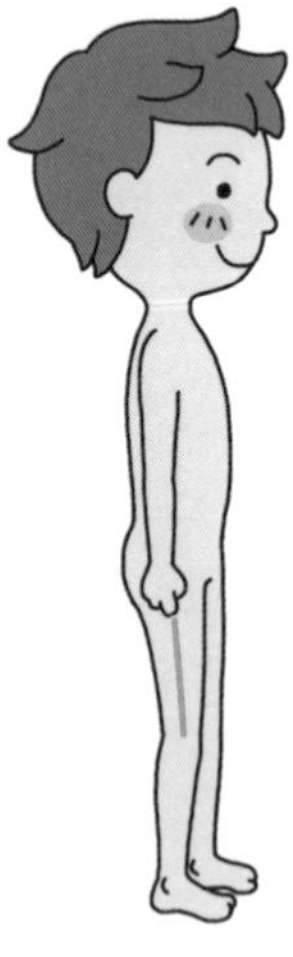

4.

按摩大腿的兩側，可改善下半身脂肪的代謝。

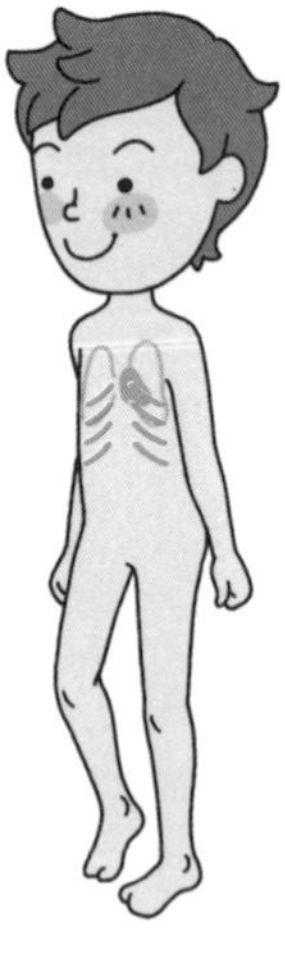

5.

按摩乳頭以下的助骨縫（助間肌），直接放鬆肝，膽外的肌群，可達放鬆的效果。

Fire

榮耀型人格（火型）

火型人格體力很好，身材比較結實，小腿肚壯壯的，走路很快，動作會比較大，是行動派的人，他們的節奏就是快、快、快，幽默感和熱情是火行人必備的條件，他們也很喜歡講自己的故事給大家聽，在環境中扮演著爸爸的角色，當爸爸的也總是愛講自己的故事。

一個好的爸爸是家中的主軸，精神的象徵，他們會努力的為這個家付出，總是用一顆溫暖的心給家中的成員帶來明光和動力，帶領全家走向快樂的路。榮耀型的人，當然什麼事情都希望可以有尊嚴，欲望是榮耀型人格的力量，只要想要的他們就會去做。

但是如果是沒有能力的榮耀性人格就會很慘，他們能力不足，又注重尊嚴，會把自己的無能，全部怪罪到他人身上，而且還會很嚴格的評論他人，這是因為火剋金的原因，火型不好時會有金行的缺點，能力不足時，會有土型的缺點，沒有能力，就會固執、不講理，而且嚴重的評論他人，自己都沒錯，誰阻止他就讓誰後悔。

火型人格是生命動力的來源，負責的臟腑和特性，分別是：心臟代表用心，心包代表快樂，小腸代表得到滿足，三焦代表大器，能力和熱忱可以收放自如而不會碰撞。

如何讓榮耀型人格更好

木（用能力和膽識加強動力）↓火（快樂的和他人一起發光發熱）↓土（有實力的行動讓我們累積成就）

榮耀型的人，人生最重要的是心想事成，不管是裡子和面子對他們來說都很重要，所以能力和膽識對有欲望的人就十分重要，但機會永遠只留給有能力的人，而且也要有膽識來判斷，什麼是我們能要的，什麼是我們要不了的。在生理上肝臟提供心臟營養，如果沒有肝的營養，心臟等於沒有內容，所以有能力，我們才會用心，也才會快樂，因為那是我能力範圍內的東西，能讓我們累積成就和尊嚴。

對膽而言，如果膽出了問題，胰臟和小腸也會連帶出現問題，所以我們有足夠的膽識和能力，就能消化我們努力的成果，也不會因為沒有能力的不甘心來和外在的不認同碰撞，使我們失去動力，就能老神在在的把所有用不完的能量，靜靜的儲存下來，蓄勢待發。如果火型人格有木型的能力，自然可以獲得自己想要的成就，不論在身、心、靈上。

如果火型人可以養成水型人的優點，不但不會被水型人所剋，而且更能使自己發光發熱，水型人最大的優點，就是用愛和天賦來豐富人生。但是火型人是最愛自己的人，比較不會去愛別人，可是火型人十分愛現，他希望有一群忠誠的粉絲來跟隨他們，所以如果火型人可以讓大家感覺到他的愛，也覺得你的天賦可以豐富大家的人生，這樣就會有很多人會跟隨你，因為你除了光明和方向，也讓大家感受到你對他們的愛，那樣火型人發出的的光芒就可以使人溫暖，而不是很燙，這是所有偉大的領袖一定都有的特質，也是火型人最想成為的人。

榮耀型的缺點和疾病

沒有能力的榮耀型人格，就是沒有能力又愛現，遇到一點點困難就可能退縮，然後都怪別人的錯，耳根很軟，喜歡聽好話，因為那樣有尊嚴，還不清楚狀況就下決定，在這種情況下，他們當然「要什麼，沒什麼」，當火缺木，就會傷土，就是沒有能力的付出，是得不到成就的。就會對周圍的人很有敵意，並擔心別人會破壞他的好事，其實主要問題是他們用心不對，自私的火型人是燃燒別人來照亮自己，怎麼燒都覺得不夠，因為那不是自己的實力，也不是自己的光芒，而是用別人的光芒來照亮自己，所以永遠得不到真正的尊嚴。以下就榮耀型人格的病症：

其症狀有：黃目、手臂痛、口乾口渴、心痛、兩側肋骨痛、腋下腫、心慌、心煩、苦笑、牙痛、牙齦痛、耳鳴、從肩頸到耳後至手臂的肌肉僵硬、喉嚨痛、眼角痛。

症狀1

手臂痛

這是火型人格的通病，所以也有四種可能，但是他們的共同特點就是急，因為性子急，急著表現自己，急著把事情全部做完，所以他們的手就一直處於備戰狀態。火型人通常惠處於下列四種狀況中：第一種是做他們不會做的事；第二種是做不快樂的事；第三種是做他們不認同的事；第四種是遇到不甘心的事。而這四種狀況都會讓人手不由自主的出力造成莫名的手臂痛。

症狀2

目黃

這也是火型人格的通病，因為希望的成就太高，但是能力又達不到所出現的反應。也是太急，心火太旺，肝臟的養分來不及提供，也是血濁的一種反應。血濁的人，通常情緒會比較急躁而複雜，雖然都是生命的動力被阻礙，但是也是有四種情況，分別是第一是得不到想要的；第二是煩惱自己不快樂；第三是不滿意現狀；第四是不甘心。

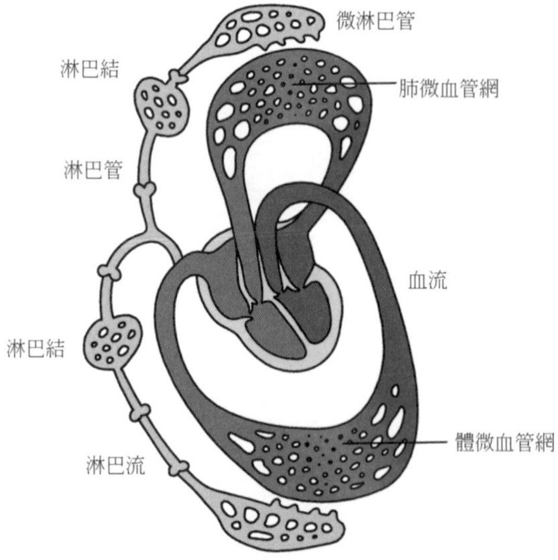

磷脂質	7	18	23	28
膽固醇	9	22	47	19
三酸甘油酯	82	52	9	3

各種脂蛋白的組成成分比較

至於血濁是因為肝臟功能不好，就會造成血液中不好的膽固醇變多，血就會比較濁，膽固醇不會單獨在血管中跑，一定要由蛋白質來帶才可以進入血管。

身體的能量是由三酸甘油酯來提供的，因為人是恆溫動物，所以身體一定要有足夠的三酸甘油酯，不然就會失溫。而膽固醇是三酸甘油酯提供身體熱量後的代謝物，由於比較黏也比較沒營養，所以當血管的狀況不好時就容易卡在血管上，為了防止這個事情發生，所以身體就會派出垃圾車來帶那些廢物，這樣血管才不會塞住，負責帶三酸甘油酯提供身體溫度的是極低密度脂蛋白，空的垃圾車就是高密度脂蛋白（俗稱好的膽固醇），載滿垃圾的就是低密度脂蛋白（俗稱不好的膽固醇），而乳糜微粒則是小腸中完成中度分解的脂肪，細部分解則要送到肝臟來完成。

以下的病症是屬於心經的範圍。心是一個人的靈魂，會出問題就是靈魂太過空虛，不是什麼都害怕或什麼都不敢做，就是很努力的想得到很多東西來鞏固自己的尊嚴和地位，進而獲得自己的肯定。

其實只要在衣食有餘的前提下，發揮自己的處長來幫助需要幫助的人，這樣一定可以得到一顆扎實又溫暖的心。

症狀3 口乾口渴

這是急於表現的生理反應，事情還沒做到定位，心就在那裡等了，人一煩燥，口就會乾，就會一直想喝水，這也是糖尿病的前兆，因為這也是能力受到阻礙，沒有辦法發揮，心中充滿了窩囊氣，自然就會又急又煩。

症狀4

心痛

想要的要不到，又一直被他人不瞭解自己無意的破壞，再加上不被瞭解的失落感，心當然會痛。就像老媽媽得不到兒女適當的回應常常就會心痛，期望變成失望，心經和心包經都有這個問題，所以如果你注重的東西自己人不注重，可能是他們的成熟度不夠，在面對不成熟的人時，就不要太在意他們的表態，因為不成熟的人自然有不成熟的表態。

症狀5

兩側肋骨痛

人的身體側面，走的是膽經，所以只要擔心過多，兩側的肌肉就會僵硬，僵硬太久就會發炎，發了炎就會痛。所以就是擔心欲望沒有辦法達成造成。就肌群在心態上的表達來看，身體的正面是對內，身體的背部是對外，所當我們開心時會敞開心胸，擔心害怕時肩背會拱起。所以當與外在衝突時，就會造成內、外的交會點，肋骨兩側會不自覺的出力，日子久了就會變發炎。

以下是心包經的範圍。《黃帝內經》說心包經是「主脈所生之病」，脈指的是血脈，就血中沒內容，生命沒能力，因為沒有能力或辦法得到一些東西，但是又想得到，所以快樂不起來所造成的。

症狀6 腋下腫

腋下是淋巴結所在的位置，負責胸部的新陳代謝，只要我們常常感到不快樂、空虛和失落感，這些有關心臟的負面情緒，就會使胸部產生很多內分泌的廢物，而累積在腋下的淋巴結上，如果情形嚴重就會腫起來。乳房病變的人，也多半不快樂。

症狀7 心慌

心慌就是心中不踏實，不知道心要何去何從，如果知道自己的目標所在，心不會慌。心包是心想事成後所產生的快樂，這個快樂也變成生命的動力，使自己的靈魂更有力量，所以當自己不知所措的心慌時，找一點會充實生命的事來做做吧！

症狀8 心煩

想要的得不到，但是又一直很想要，又不知道要如何得到，就會心煩。所以心煩時就要先清楚什麼是自己想要的，而且以自己的能力要不要的到，合不合理，是不是自己空虛的表態，如果是，就要充實自己才不會煩，如果不是，能力到了自然就會得到，雖然有時運氣也很重要，但是如果老天現在不給，那也沒有辦法，煩也沒有用。

症狀9 苦笑

苦笑就是無奈，無奈就是自己沒有能耐，所以用快樂來找回自己的動力，有了實力我們就是大笑，而不是苦笑。

接下來要討論的是小腸和胰臟（三焦）的疾病，因為兩者都是消化器官，而且小腸和胰臟的問題大多都和膽有關係，膽屬木，小腸、胰臟屬火，木的器官有問題，火的器官也好不起來，也都會被木所害。

如果膽的功能出問題，幾乎所有的消化器官都會被影響，但是影響最大的還是小腸和胰臟，三者關係如圖所示。在生理上，膽的功能是將肝臟所製造的膽汗濃縮到一定的倍數，目的是使我們可以吸收到存在脂肪中的營養，食物的營養是在小腸中吸收，但是小腸只能吸收水溶性的營養，所以只要是儲存在脂肪中的養分，就要靠膽汁把它變成水溶性的養分，小腸才可以吸收。

膽汁和胰液兩者共用一個管道，但是如果膽汁的黏稠度太高，那會妨礙胰液流入十二指腸。胰液有中和胃酸功能，所以胰液必定是強鹼，當胰液受阻沒有辦法流入十二指腸，而停留在胰臟時，就會導致胰液的強鹼侵蝕胰臟（三焦），胃酸因為沒有胰液強鹼來中和它，所以會侵蝕十二指腸，由於十二指腸不適，連帶影響到胃。好的膽汁有軟便的功能，所以膽也影響了大腸。當膽出了問題，整個消化系統的器官就會被影響。

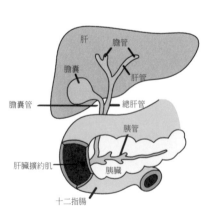

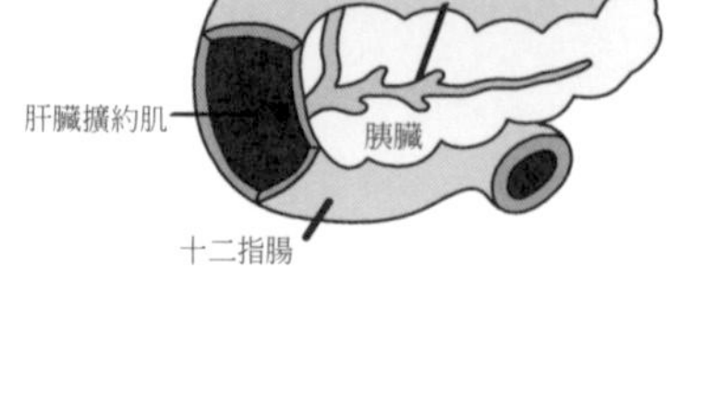

症狀10

牙痛、牙齦痛

牙齒和牙齦的不適是小腸經和三焦經的共通問題，在沒有特別愛吃糖，也有刷牙的前提下，發生牙齦和牙齒的狀況都不佳，這可能是以下的負面情緒造成的。

當我們在散發自己的價值時，就是希望有所成就，也能得到我們想要和預期的外來回應，這樣才能增加及強大信心和能力。但是如果不如預期，小腸經所屬的負面情緒，因為不滿意外來的回應，就不願接受外來的回應；三焦經所屬的負面情緒，除了不接收這個回應，還會和這個回應碰撞。

一旦發生這種情形，就會讓牙齦不由自主的用力，因為恨得牙癢癢的。這樣的人在睡覺時，多半都會磨牙，當牙齦長期用力，牙齦和牙齒的狀況就會變差。通常自身不知情，自己的牙齒一直咬得很緊，一定要在睡前特別注意，才可能察覺。因為我以前很會磨牙，牙齒和牙齦也不好，所以很清楚這種情形。

症狀11

耳鳴

我打從小學三年級就開始耳鳴，一直到現在。在這段期間內情況有時好有時壞，其中有一段時間幾乎正常了，但是在我顱內出血後，就又變得更大聲，中間又一度好轉，後來因為我和家人理念的不同，而變得非常大聲，我去醫院檢查過聽力，醫生說我的聽力已經退化到六十五歲，那時我才三十五歲。

這就在說明，只要聽到我不想聽的東西，耳鳴就會變得大聲，只要不想聽，耳朵就讓我聽不到，十分的人性化。一些老人，在失去伴侶後，也有很多聽力變差，也是這個原因，聽不到想聽的聲音，他們聽了一輩子的聲音突然就不見了，聽不到想聽的，慢慢大腦就會習慣對耳朵沒回應，聽力就會越來越差，所以當家人有老人家聽力不好時，就盡量不要說他不想聽的，要多讓他聽他們愛聽的，這樣耳朵比較不會出問題。而我為了不要讓我的聽力變得更差，我就必須修正自己的觀念，最近耳鳴就小聲很多，當然我也幫自己按摩，目前也在控制之中慢慢的好轉。

症狀12 從肩頸到耳後至手臂的肌肉僵硬

前文提到，火型人格因為個性「急」，又無法完成自己要做的事，手臂都會僵硬。如果又長期得不到外界友好的回應，那肩頸也會開始僵硬，就王善人的說法，只要是脖子僵硬的人就是比較不認同長輩的行為，或得不到長輩的肯定。

以下的病症就屬於三焦經的範圍了。三焦和小腸的不同是小腸掌管的情緒是被動的承受不會反抗，但是三焦的掌管的情緒就很會碰撞，當我們不甘心又沒有壓倒性的實力時，就容易會和外界槓上，所以三焦經的負面情緒所產生的病症，會比小腸經嚴重一些。

症狀13

喉嚨痛

說到喉嚨痛，我可是一個大苦主。我的喉嚨一直不好，只要一感冒，一定先從喉嚨痛開始，就算沒有感冒，也長期都有異物感。醫生說，我這是喉嚨的慢性發炎，狀況好就一直慢性發炎，狀況不好就會急性發炎，而且我的喉嚨一直不會吐痰，直到這幾年接觸到王鳳儀善人的「講病學」，才慢慢學會吐痰。

造成喉嚨痛的負面情緒到底是什麼呢？就是有話說不出來，或自己覺得自己的話很蠢，又逼自己吞了回去，再者就是想罵的沒有罵完。我曾經喉嚨整整痛了一年，到處看醫生都不見好轉，後來才知道是我自己懷才不遇，又吞了很多話才造成的。因為當我們想說話時，腦袋就會下命令和能量給喉嚨，可是我們又吞了回去，導致那個指令和能量就卡在喉嚨上，久而久之喉嚨就變得緊繃，而使代謝變差，上面的黏膜就容易滋生細菌和病菌，喉嚨就會不好。所以只要讓自己的氣度變大，就會慢慢好轉，事實也是如此。

症狀14

眼角痛

比目黃更嚴重，到了三焦變得更厲害，眼睛開始痛了。如果不是外力造成的，就是一直看到不想看的東西，造成眼睛長期用力過度。所以負面情緒的轉換非常重要。

榮耀型人格的特性是讓生命發光發熱和實踐生命價值的能力，只要我們用心、開心、知足、大器，那一定可以榮耀自己，他人也很願意被我們照亮。當這些病症發生時，我們一定要加強自己的能力、膽識和愛心，不要盲目的急，該收的就收，該放的就收，什麼都想要，就代表自己很無能，只能藉由外在來肯定自己的人生。我們要用自己的光來照亮他人，而不是燃燒他人來照亮自己。

現在消化系統中最難懂的膽、胰、小腸我們都有所瞭解了，下面我增加一個表，可讓大家更清楚消化系統的功能和我們吸收的營養到底是什麼（見214頁及215頁）。

【按摩減緩火型缺點】

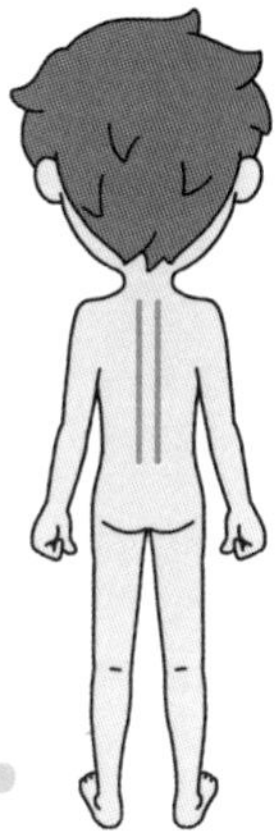

1.

按摩讓背部脊椎兩邊的肌肉放軟，這會放鬆五臟六腑的自律神經。

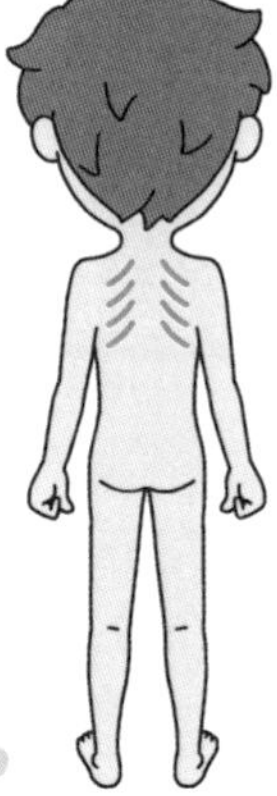

2.

按摩心臟後方背部的肋骨縫，和中背部以上的肋骨縫，這樣可以放鬆心臟、胸口、胰臟和小腸的交感神經。

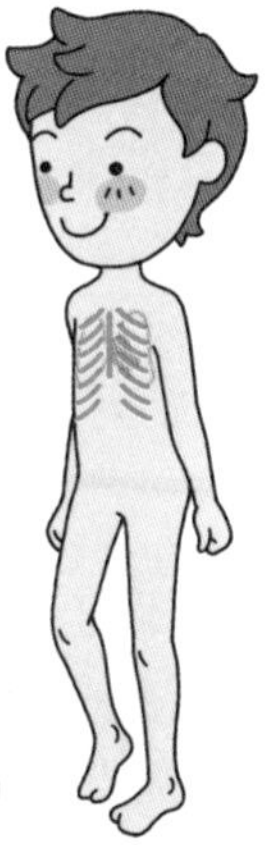

3.

按摩兩乳房中間的肋間骨和胸骨，讓心臟週圍，肌群放鬆。

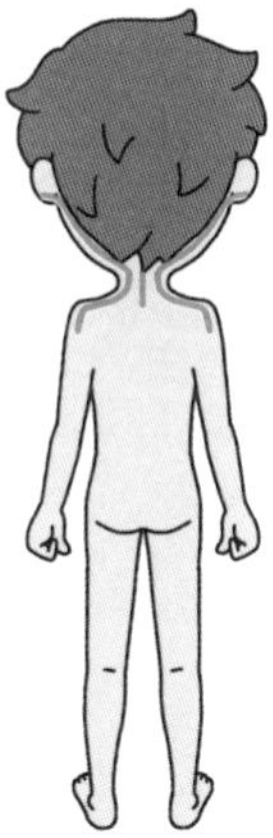

4.

按摩肩膀和後頸及耳後的肌肉，這會使我們不會那麼容易累，也不會容易緊張，也可以減緩耳鳴及眼睛的不適。

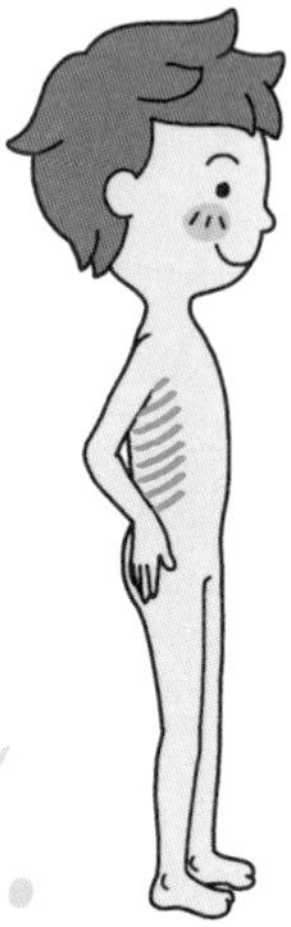

5.

按摩身體兩側的肋骨縫，可改善膽固醇的代謝。

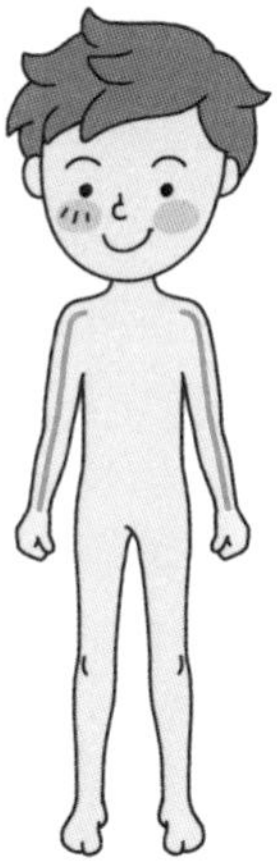

6.

按摩整隻手臂，因為手越痛，心也會越急。隨時注意整隻手有沒有出太多力，手的肌肉會硬，一定是出了太多的力，要學著時時放鬆自己的手。

【消化系統與營養的關係】

糖類及澱粉〈碳水化合物〉	◆提供熱量：腦、神經系統及紅血球所需能量。 ◆保護體組織蛋白質：攝取充足的醣類可保護組織蛋白質免於分解消耗。 ◆避免酮酸中毒：當體內葡萄糖不足時，許多細胞改用脂肪酸為主要能量來源， ◆可是脂肪酸的氧化代謝需要少量的葡萄糖，若葡萄糖不足，則會產生大量的酮酸，每天至少需要醣類70至100公克。 ◆合成肝醣儲存：葡萄糖可以合成肝醣，儲存在肝臟和肌肉。肝臟的肝醣可以維持血糖的穩定。 ◆膳食纖維有保健功效：可預防或治療便祕、憩室炎等消化道症狀，有益消化道之健康，調節脂肪與糖分之吸收，有助於血糖控制與降低膽固醇。 ◆其他生理作用：構成肝臟解毒系統、結締組織成分，遺傳DNA、RNA成分，乳糖幫助鈣質吸收等。
蛋白質	◆酵素：催化各腫成分或分解的生化反應，例如：各種合成或分解的生化反應、各種消化酵素。 ◆激素〈荷爾蒙〉：例如：胰島素、甲狀腺素、副甲狀腺素運送功能蛋白質：例如血紅素、脂蛋白等。 ◆抗體：由免疫細胞合成，可辨識外來物質，並加以破壞清除。 ◆水分平衡：蛋白質不足會使水分滲出血管，造成水腫的症狀。可維持電解質和血液酸鹼度的平衡。 ◆供應葡萄糖與能量：平日在各餐之間，若沒有飲食醣類的供應，當肝醣用盡時，可由胺基酸代謝轉變成葡萄糖以維持血糖濃度。
脂肪	◆提供能量：一般說來，在休息和輕鬆活動中，脂肪酸提供了百分之六十人體所需熱量。油脂和醣類一樣，都有保護體內蛋白質的效應，避免體內組織珍貴的資源耗損。每公克可以產生九大卡的熱量，相對於蛋白質或醣類只能產生四大卡，油脂提供能量的效率很高。 ◆儲存熱量：人體以油脂的形式儲存能量，以備不時之需。隔絕和保護作用：脂肪組織的重量大約占體重的百分之十五至三十。內臟脂肪存在重要的內臟器官〈例如腎臟〉外圍，有防震和減少傷害的功用。體脂肪不足時，兒童生長遲滯，女性會停經與不孕。 ◆運送油溶性維生素：脂肪攜帶食物中的油溶性維生素。 ◆提供必需胺基酸：亞油酸與次亞油酸。 ◆構造與調節作用：磷脂質和膽固醇是構成細胞膜脂之成分。腦部含量很多，母奶中的含量也頗高，反映膽固醇度發育與生長的重要性。 ◆體內合成膽鹽，維生素D與固醇類激素等都是以膽固醇為原料。 ◆提供飽足感：油脂使食物在胃停留得較久，提供飽足感，如果食物大部分是醣類或蛋白質，停留在胃的時間就比較短。

【消化器官的作用】

營養	器官				
		口腔	胃	十二指腸	小腸
碳水化合物	糖類	唾液澱粉酶		胰糖分解酶可將澱粉、肝醣及其他除了纖維素以外大部分醣類分解成雙醣。	小腸細胞膜上之雙醣分解酵素，包括蔗糖酶、麥芽糖酶，乳糖酶等繼續水解成單醣。
	澱粉	澱粉化為糊精	胃蛋白脢		
蛋白質			轉化為胴（較短的胜肽）	胰蛋白分解酶將脜轉化為更小的胜肽〈三個以下的胺基酸所組成的〉。	小腸細胞內含有雙胜酶與三胜酶，可將雙胜與三胜完全分解成胺基酸。
脂肪				膽汁和胰脂肪分解酶將脂肪水解乳化為甘油和脂肪酸。	把吸收的脂質和多種蛋白質一同組合成乳糜微粒。

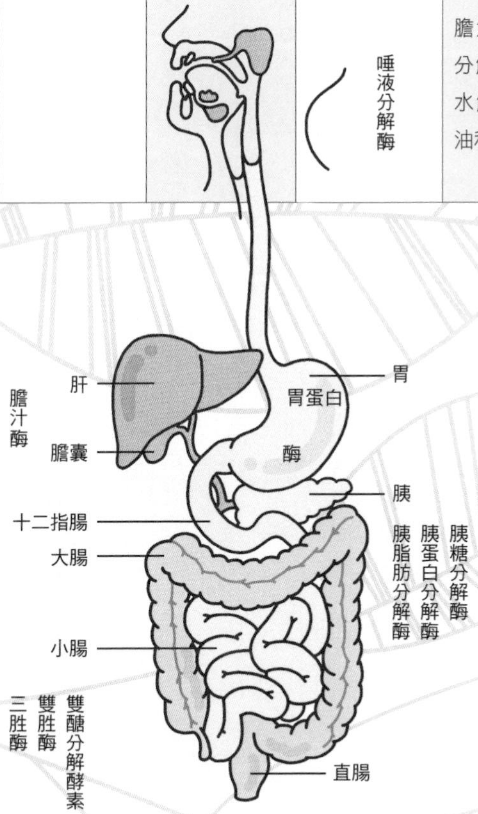

Earth

成就型人格（土型）

大地的德性是厚德載物，一片好的土壤，可以分解所有自然界的廢物，變成對萬物有用的資源，讓資源再利用，並造福土壤上的生物。脾臟是成就型人格的代表器官，真正的好脾氣，就是什麼好東西都可以包容，也不被不好的東西激怒，因為生氣對身、心沒有好處。

成就型人格就是要讓我們累積身、心、靈的成就，但是如果缺乏對生命的熱忱，就會變得什麼都沒有價值。《黃帝內經》說：「脾胃不彰則百病生焉。」就是在說，如果身體這個大倉庫，沒有辦法累積好的東西，只能累積不好的東西，那我們就會變成一座垃圾山，因為只能看到「不好」，所以就一直累積不好，那身體就不可能會好。

我們要能累積所有事物好的一面，來成為自己的一部分，這樣自己就是美好所合成的。如果沒有辦法累積對我們有幫助的東西，那身、心的能量只會一直消耗，或被不好的累積所連累，使身體敗壞殆盡。

好的成就型人格就像一處肥沃的土地，再差的種子種下去都能夠活得很好；不好的成就型人格就像是一處腐敗的死地，再好的種子種下去都沒辦法種活。所以，好的成就型人格是天生的教育家，他們知道要如何把人變成將才，因為他們能接納的東西比任何人都豐富，活得十分踏實。

如何讓成就型人格更好

火（生命的熱忱、動力與快樂）→土（付出後所累積的成就）→金（從累積的成就中發現成自己的價值）

土型人格掌管我們的新陳代謝，就是一直把不好的東西丟掉，把好的東西重新合成在我們的身上，讓身、心一直累積成最好和最新的狀態。但是最基本的就是你要喜歡自己的價值，有喜歡才有欲望，有欲望也才有熱忱，有熱忱才有動力，有動力才會付出，會付出才能得到成果。得到的成就越多，就越能從經驗中找到成事的成敗關鍵，也就是自己認為的定律和人生最好的價值觀，有了足夠的定律，就可以教導更多的人和你一樣成功，成為你的好學生，你身、心的資源就會越來越多。

因為土型人很喜歡有熱情的粉絲一直圍繞著自己，你就會看什麼都好，看什麼都快樂，因為你累積和包容了很多豐富的事物，也都成為你的一部分。好的土型人生命一定很豐富、很有味道，不好的土型人就只會活在固定無味的生活中，不滿所有的改變，活得枯燥乏味。

成就型人格如果可以有能力型人格的優點，那就更能讓自己累積生命的豐富，而且也會變成一個很有實戰經驗的教導者，因為自己也是過來人。成就型的人通常人生比較被動，他們不會主動的去表現自己的能力，大多是用所累積的經驗，來應付碰到的問題。

但是就像一個理論派的學者，他的理論如果一直不能經由實際的事實來證明自己的理論，那是十分可惜的事，就像沒有打過仗的將軍，在教別人打仗一樣，人家會尊重你是將軍，但是會懷疑你的戰術，僅管這個戰術看起來很完美。

所以如果你是一個有能力、有實戰經驗又有豐富人生智慧的教導者，那就更能發揮自己的特性，將自己的智慧傳授給你的晚輩，你的晚輩也會十分尊重你的智慧。看著你的晚輩成長，也等於自己成就的成長，你就會很有成就感。

成就型人格的缺點和疾病

抱怨是偏態土型人的特質，沒有熱忱、也不喜歡、也不滿足，又很小氣，看什麼都不滿意，那就一定什麼都無法包容，什麼也無法造就。當土缺了火，就會傷金，也就會有金的缺點，就是當對要包容或造就是事沒有熱忱，就沒辦法得到真正的經驗，因為沒有打從心底的認同，人就會變得尖酸刻薄，疑神疑鬼，看什麼都不好，面對外界很像得了憂鬱症，面對自己就像得了厭食症。

也容易發生土剋水，產生水型的缺點，變成一個沒有愛的人。沒有愛的人就沒有感覺，沒有感覺人對所有的事就會變得反應很慢，也很笨，人變笨了就會開始怕事退縮，所以成就型人格只要失去熱忱，生命就開始走下坡，即不快樂，又愚蠢，又傷人傷己。

其症狀有：失眠、拉肚子、心下痛、沒食欲、心煩、一直打嗝、嘔吐、胃痛、脹氣、肚子大、脖子腫（甲狀腺亢進）、喉嚨痛、容易餓、（嘴巴、口腔、舌頭的潰瘍）、怕熱、身體發熱、汗多、小便黃、常流鼻涕、鼻血、歪嘴、憂鬱、自閉、怕人又想要什麼東西能解放他、下半身的關節都不好。

症狀1

下半身的關節都不好

一個什麼外來事物都拒絕的人，生活過的非常緊張，他們會一直擔心有不熟悉、又有惡意、又是強迫性的外來事物，來打亂他們的生活。他們喜歡在熟悉又認同的環境中，這會使他們很安定，也很有包容力。

因為他們害怕外來的迫害，所以必須一直站穩自己的立場，土型人格是向下扎根的力量，反應在和土地直接接觸的腳上。下半身的關節會很僵硬，是因為他們不喜歡所處的環境，只要不喜歡，腳就會不由自主的出力（第六章有提過原因），下半身一直在出力，那當然久了就會出問題。所以只要我們哪裡不舒服，就要告訴自己哪裡必須放鬆，這樣才可能好轉，也不能總是吃止痛藥吧！那也不是長久之計，能放鬆最重要。

症狀2

憂鬱、自閉、怕人、想要找什麼東西能解放自己

什麼都不接受的人，沒有自己的熱忱，也不知道自己要什麼，但是他們又強烈的要一些熟悉的東西增加自己的安全感，所以就會有這些心理問題。如果生活上碰到這種人，我們就

十分麻煩，他們又要嫌你、又要否定你、討厭你、又要你留在他們身邊，你一離開，他們就會害怕、生氣。

他們希望自己能離開這個陰霾，但是又不願意改變自己，只希望全世界能照他的意思改變，關鍵就是自己沒有實力、沒有成就，也沒有喜歡的東西，只有乏味的人生。

症狀3

歪嘴

說話或不說話時，就可以看到他們習慣性的歪嘴，這種人可能就比較愛抱怨，胃經不好的其中一種反應，大家可以留意看看。

症狀4

怕熱、身體發熱

這些都是身體燥熱和亢進的現象，因為長期又期待又怕受傷害，一直抱怨及對抗周圍的不滿就有這些身體反應。

症狀5

汗多

對容易緊張的人或代謝不好的人，多汗是一件好事，因為流汗有放鬆肌肉和增加代謝的功能，偏態的土型人因為常常在排斥一些自己不熟悉的東西，所以全身通常會很緊繃，因為被討厭的東西所打擾。

這時身體的自癒機制就會讓我們只要動一下就很容易流汗，藉此達到放鬆肌肉的目的，所以只要是覺得自己常生悶氣、容易一點小事就緊張，人家也覺得我們很愛嘮叨或自己會偷偷抱怨的人，就可能有這種情形。所以一定要把自己培養得很寬宏大量才不會緊張，也才是解決之道。

症狀6

小便黃

小便黃色是因為身體的水分不夠，當體內代謝不良時就很容易造成廢物的累積，也很容易累積不好的脂肪，這時就會大量的消耗水分，再加上汗多，身體就容易發生水分不足的情形，造成小便黃。所以水分攝取一定不能少，也要學著放鬆心情的運動，而不是抱怨的勞動，如果是抱怨的勞動，那越動也可能還會越糟。

症狀7

常流鼻涕（血）

代謝不好的人通常淋巴代謝會比較差，黏膜系統會容易產生問題，皮膚也會變得比較薄，所以鼻子會首當其衝，只要是鼻子常常有白鼻涕的，就可能容易流鼻血。我小時侯就很會流鼻血，通常七歲以後就慢慢的會改善，其實只要經由運動，加強身體的代謝，尤其是有氧運動，特別對呼吸道的問題有很大的幫助，而且人也會變得大氣。

症狀8

打哈欠

就是有些煩、有些累，腦袋也有些缺氧而思考不靈活，是身體抱怨無聊的方式。

症狀9

嘴巴、口腔、舌頭的潰瘍

以前我只要又累又煩，就會發生這種情況，整個口腔都腫腫爛爛的，也很痛，因為牙齒一直會和潰瘍的地方磨擦，只要輕輕動一下，就有可能痛到流下男兒淚。後來我發現，只要一煩一累，我就會習慣性的口腔用力，而且會一直閉著口又吸口水，整個口腔就被吸得腫腫爛爛的，這時吸力就會將嘴巴內的肉和舌頭吸進牙縫，嘴巴內的肉和舌頭就會變成鋸齒狀，再加上口腔黏膜代謝不良，口腔內就會產生很多白痰，也會增加口腔內潰瘍的情形。

只要這種症狀發生，首先就是不要讓自己那麼煩、累，再者就是要吃點東西，讓舌頭和口腔活動活動，就不會那麼腫了，雖然剛開始會很痛，但如果不這樣做，就不會好轉。但是關鍵還是被動的不滿現狀或碰在不喜歡的事情，所以還是要讓自己把包容力增加，才是上策。

症狀10

容易餓

其實這是胃慢性發炎的表態，有時會分不清楚是痛還是餓，但是只要吃點東西，胃就會比較舒服，那是因為胃發炎時，胃酸會刺激到胃壁，如果吃點東西，反而可以減才胃酸和胃壁的接觸。但是以「吃」東西來減低胃的不舒服，將會使胃的負擔變重，發炎狀況恢復得更慢，學習不緊張才是根本之道。

症狀11

喉嚨痛

土型的人反應原本就比較慢，常常吃了悶虧受了悶氣，當下反應沒有那麼快，等到準備好要說了，卻已經錯過了時機，所以常常吞了很多話，這和三焦經的情況一樣，因為三焦的窩囊氣也一定是悶氣，這樣喉嚨就容易痛。

症狀12
脖子腫（甲狀腺亢進）

甲狀腺亢進就是情緒太激動，我們在形容一個人生氣時，會用臉紅脖子粗來形容，就是當我們生氣時，就會分泌大量的甲狀腺素，脖子就會變得很粗，所以這也是承受了很多不滿才會如此。

症狀13
肚子大

就是受了一肚子的氣，有人說是懶得動，所以肚子才會大，那是因為你碰到的都不是你喜歡的，如果一直出現的都是很有趣的事，那大家都會想動一動，沒有懶得動這種事。

以上症狀是屬於胃經的範圍，就是我們在面對外來的不滿所產生的不舒服。而以下就是脾經的範圍，就是個性上的內耗。

症狀14
胃痛、脹氣

剛才的胃只是怪怪的，還沒有到痛，但是到了脾經，就會痛了。脹氣是食物不消化所產生的腐敗氣體，所以不管是胃痛和脹氣就是我們不滿現況的情形。其實胃在消化食物的時候是很努力的，為了要消化食物，胃會不斷的改變自己，所以只要是對自己有益的事情，我們還是要改變自己來接受它，讓自己變得更好。

如下圖所示，就可以看的出來，胃有多麼努力，所以我們的心應該也要向我們的胃好好的學習，做對自己有益的改變。

症狀15
嘔吐

看看胃可以動到這個程度，如果碰到令人噁心想吐的事，要吐一點也不難，但重點還是在自己的包容度上。

症狀16
一直打嗝

一樣是消化不良的問題，如果有一直習慣性的脹氣和打嗝，就必須上完大號或放了屁才會比較舒服，要消化完了才會改善。

【胃的蠕動】

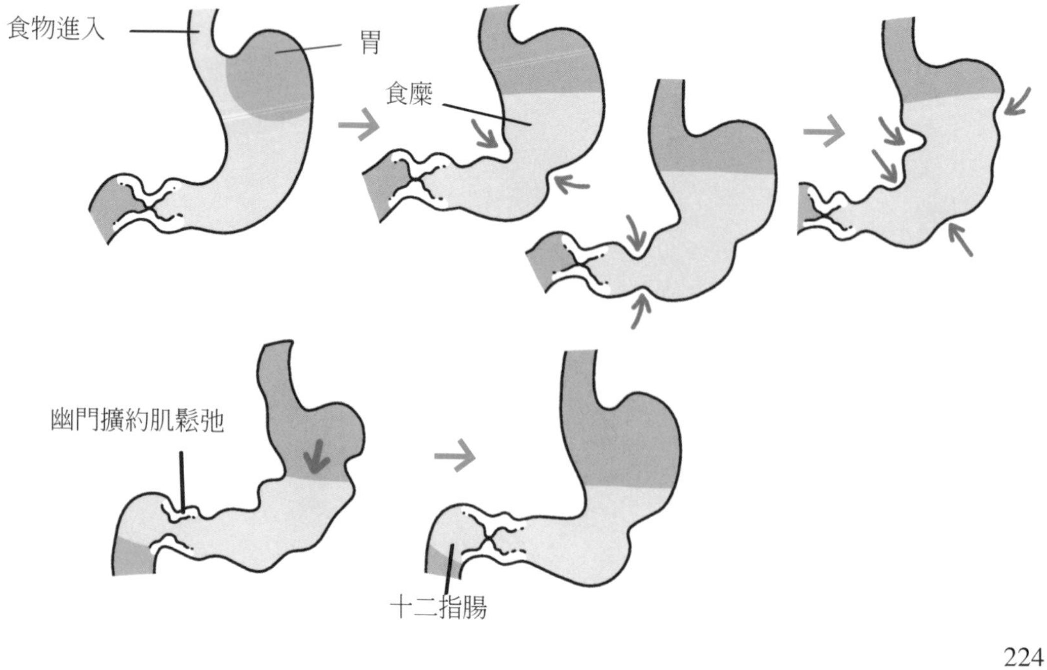

症狀17

心煩

一直遇不到自己想要的，那當然會煩，這和火型的失落感不一樣，這種心煩不是無力，而是滿腹的抱怨。

症狀18

沒食欲

內心得不到靈糧，對真實的食物就不會想吃，就像厭食症的人也容易得到自閉症。

症狀19

心下痛

位置在胸部下方至劍突之間，當必須接受不想接受的事物時，就可能發生這個反應，因為這種心下痛，同時和不滿意及消化不良有關，所以會偏下方一點，也包含脾臟的位置。

症狀20

拉肚子

和肝經一樣，一個是能力不被認同，一個是不能接受這樣的結果，就會拉肚子，所以只要拉肚子就代表是肝和脾的負面情緒同時產生，能力型和成就型人格受到阻礙，也就是木剋土的情形，但是吃壞肚子就當然不算。

症狀21

失眠

當成就型人格出現問題時，一定是沒有什麼動力，因為缺火（沒熱忱），每天就在那邊坐又坐不住、躺也躺不住、站也站不住，就是一直的不滿和抱怨。因為沒有活動，所以體力還可以，再加上心煩和不滿，脊椎就可能很僵硬，人的脊椎一僵硬就很容易失眠，因為自律神經沒有辦法放鬆，所以人會睡不著。

土的方位是中央，所以只要是人的正面，從臉到腳的中央位置不舒服，就是土型的範圍，都和抱怨有關。《黃帝內經》說：「脾主肉，脾不章則四肢無力。」又說：「脾胃不章則百病生焉。」就是在說，當我們不能讓身體如地球般不停的新陳代謝，也不能讓好的事物一直豐富人生，那身體就會失去活動的熱忱，造成負面情緒塞滿我們的人生，身體就會越來越壞，越來越容易生病。

當以上不舒服的情況產生時，除了用熱忱和豐富的人生來開拓我們的包容心，也可主動發揮自己的能力，來獲得想要的成果，脫離被動的承受。當然也可以按摩一些部位，讓自己舒服一點。

【按摩減緩土型人缺點】

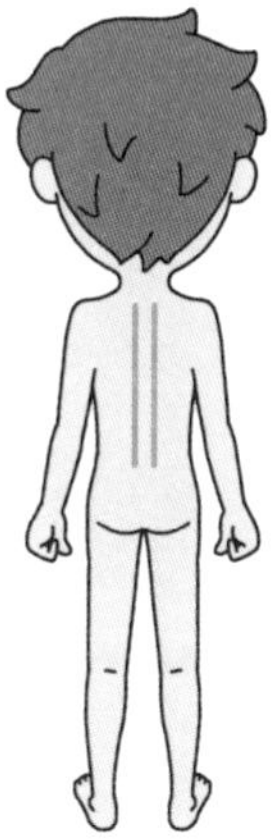

1.

按摩背部脊椎兩邊的肌肉放軟，這會放鬆五臟六腑的自律神經。

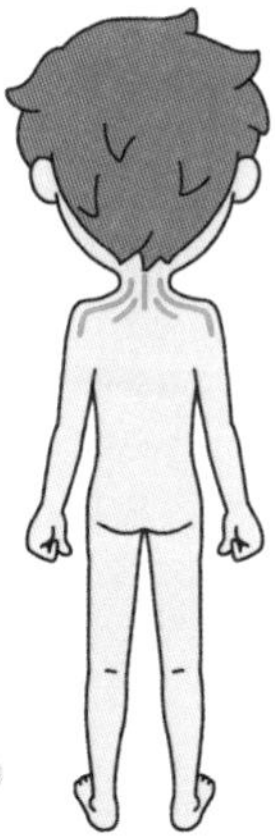

2.

按摩肩膀，這會讓我們不容易累，對脹氣也有很好的效果，尤其是中央靠近脊椎的位置。

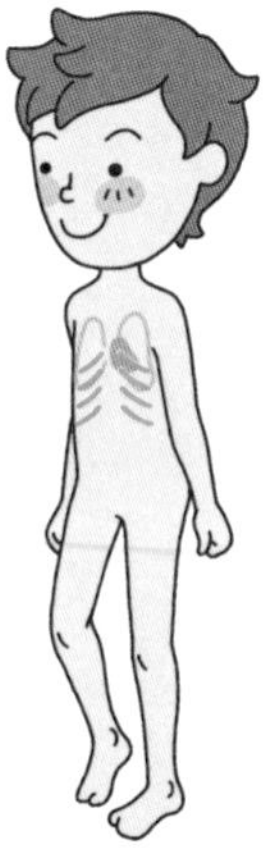

3.

按摩胸部以下的肋骨縫，這會讓胃和心臟比較舒服。

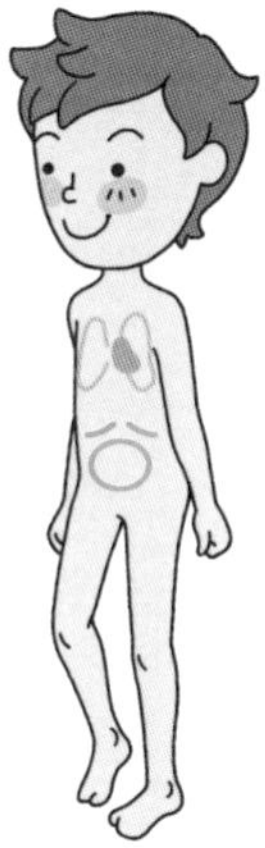

4.

按摩肚子，不要讓肚子太硬或太軟，肚子是身體淋巴最多的地方。一般的淋巴按摩，重點就是在腹腔上。

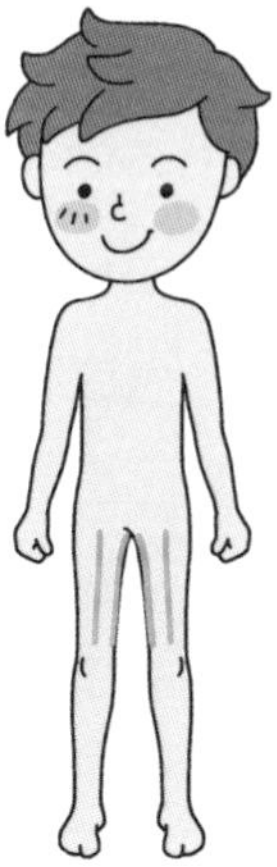

5.

按摩大腿至膝蓋的上方和內側的肌肉，這可改善胃和下半身關節的不適。

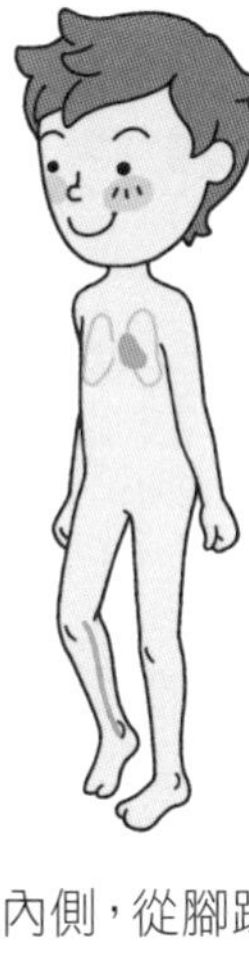

6.

按摩小腿內側，從腳踝到膝關結，按到不痛，下半身就會變得比較小。

Wetal

正義型人格（金型）

不論是什麼時代，大家對黃金的價值都有很高的評價，因為真金不怕火煉，歷久彌新永遠不會改變，所以大家都把黃金稱為真理的代名詞，我們常聽到黃金定律、黃金三角，就是這個意思，當然在中國也不例外。

我們農民歷的節氣就是大自然運行的方式，什麼時節，人要怎麼生活來因應大自然規律的變化，都有一定的法則在，這是大自然運行的法則，所以人的身上也自然存在著這個法則，因為我們也是自然的一部分。

身體上屬於金的器官有兩個，五臟是肺，六腑是大腸，因為這是我們身上可以管理「氣」的器官。人必須要有自己的原則和意志，才會讓自己覺得有價值，而原則和意志也決定了這個人的個性，和要成為什麼樣的人。

肺主內，大腸主外，肺在內鞏固著自己的信念，大腸在外不斷的和外界溝通並修正自己，將對自己沒用的東西排除在外，這樣內在的信念才會越來越接近完美，沒有內耗信念才能堅定不移。所以不斷的修正自己，是走向完美的唯一途徑，如果認為自己已經得到完美，那未來的路就一定過得很辛苦，因為完美是不容許不完美的存在。

在易經中也有相同的觀念，「恆卦」六爻皆凶，意思就是不論你是什麼階級、什麼身分的人，一旦你認為自己掌握了永恆，你將失去很多東西。《易經》中唯一一個六爻皆吉卦，就是「謙卦」，只要覺得自己一直為了接近完美，而不斷的修正自己的不足，那人生就會越來越完美，但是修正自己不單只是要活的越來越豐富，也要把自己生命中沒有幫助的東西全部丟掉。

所謂的執著就是一定要做的事，大自然的執著是四季規律的運行，大自然不會違背自然界的運行規則，除非自然界被迫改變，因為這是大自然的執著。而人的執著，就是自己認為生命必須要做的事情，不做就是虛度人生，沒有活出自己的價值，正義型人格就是在維護這個價值，而厚度則取決於豐富的人生。

當我們生氣和不如意的時候，都會影響肺的正常機能。生氣時，肺就會亢進，長時間的亢進，會使我們的呼吸變得短而急促，慢慢的，人就會變得越來越緊張而喘不過氣。如果我們常常不如意，會導致肺葉的彈性越來越差，肺的機能就會變差，也會提早老化。所以快不快樂，能不能如自己的意，都和肺的健康有很大的關係。

如何讓正義型人格更好

土（身、心的豐富）→金（人生價值觀）→水（實踐自己的價值用天賦豐富人生）

正義型人格的特性就是一直的評論，因為他們喜歡凸顯真正的價值，直到所有的事物都能回到他們應該在的位置，並發揮最好的效果，所以豐富和成就的人生，是正義型人格最大的本錢，這樣才能做出很好的判斷。

我們必須要有造就事物的心和陽光樂觀的評論能力，這樣才能讓自己的身體和世界變好，如果是悲觀的評論，那就沒辦法豐富生命，自己的身體也不會變好，心裡更不快樂，周圍的人也不喜觀跟你在一起，因為沒有人喜歡悲觀。

不自私的正義型人格懂得真正的深明大義，就很像國父孫中山給人的感覺是無私的，一切就是救國救民，至死也不休。正義的目的，是讓所有的存在物發揮自己的正面價值，又能自由的存在，這樣人生才會多彩多姿，多元豐富，這也是大自然的執著和正義。

如果正義型（金型）人格能有榮耀型（火型）人格的優點，那正義型的人就更能豐富自己的人生，讓自己一直活在樂觀進取中。金型人雖然是正義和完美的守護者，但是他們的人生依舊是被動的存在，沒有主動積極的人生觀，只是在被動的發掘和解決所面臨的問題，和成就型人格很像。

所謂的被動發掘，是當一件事物出現在你面前時，你可以從那件事物中，延伸並凸顯出很多的價值，但是必須是有東西出現，所以是被動的。而火型的人就不一樣了，他們專長就是無中生有，很會天外飛來一筆，這才符合主動人生。

但是如果金型人可以學著讓自己發光發熱，學著主動的去付出，讓大家除了看到你的公正，又能感受到你的溫暖和熱情，別人就更可以接收你的建議。就像一個知識分子，他的知識是為了帶給大家幸福，解決大家的難題，才能發揮知識的功能，但是如果知識分子缺乏對生命的熱忱，只是冷冷的維護一切秩序，那真的活的不快樂，沒有熱忱的生命，也就不會有價值。

金型人的最大優點，就是能看到所有事物的價值，因為他比大家都來得有知識，但是最重要的還是找到自己的價值，找到自己的天賦，找到自己的人間定位，那就一定要對生命有熱忱才可以找的到。當你用熱忱擁抱生命，也看到大家的天賦，自然也可以找到屬於自己的天賦，而這個天賦也是你實踐自己的人生價值觀和執著，這樣你的知識對自己和他人才有價值，有了自己愛的天賦，又能快樂的發揮人生的執著，就能豐富自己的人生，人就會活的很快樂，一點也不會悲觀，將知識變成智慧，也擁有水型人的特質，來豐富人生。

正義型人格的缺點和疾病

我們評論的目的，是為了讓一切變得更好才有評論的價值，如果評論不在包容的前提之下，那就不是評論而是破壞中傷，所以當金缺土時，金型人就會有水行的缺點，當自己的感受傳達不出去，得不到他人身有同感的回應時，就會失去理智，變得退縮沒有信心，或根本不在乎他人的感覺，只在乎自己的感覺，欺騙自己，也欺騙別人，對自己不包容的事，就十分尖酸刻薄，什麼事都只考慮自己，而且十分情緒化，就很像一個一直罵人，十分情緒化的知識分子，十分可怕。

一旦這種情形產生，就可能發生金剋木的情形，以批判代替所有的實踐，只動口不動手，自己要怎麼樣，就怎麼樣，對長輩和有實力的人不看在眼，不會認同別人的好，只會看到別人的不好。也可能產生另一種表態，就我們的能力跟不上自己價值觀，那就會用自己的價值觀一直批判自己的能力，把自己的體力和腦力逼到極限，逼得身心俱疲，活得很辛苦。

其症狀有：目黃、口乾、喉嚨腫痛、肩膀手臂痛、流鼻水、氣喘、咳嗽、胸口悶痛、頻尿、皮膚過敏。

症狀1 肩膀及手臂痛

與火型人格一樣的病症，都是沒有辦法表達自己的執著才產生的病痛，火型人是動力十足而用不完，金型人則是在失序的環境中企圖掌握一切，所以肩膀手臂才會不舒服，因為他們是非觀太重又沒有辦法掌握一切，而且也沒有辦法和失序的狀況溝通，所以手臂才會僵硬。當我們的肩膀手臂在痛時，就是你的能力跟不上自己的動力和價值的標準，只是火型是主動的表達，金型是在被動的環境中，掌控失序的情形。

以下是肺部負面情緒的問題而造成的症狀。

症狀2 氣喘

因為悲觀、無力又生氣得情況下，會氣得上氣不接下氣，十分正常。

症狀3

咳嗽

因為常常為了正義和是非氣不過，所以肺和胸口就很易容緊繃，久而久之整個呼吸道的黏膜組織就會變差，而導致容易發生咳嗽。

症狀4

胸口悶痛

常常氣不過，造成前胸後背的肌群和神經緊繃僵硬，當然就容易胸口痛。

症狀5

皮膚過敏

肺的問題會表態在皮膚上，因為兩者都是黏膜系統，通常肺不好的人，就有可能有異位性皮膚炎或皮膚過敏的問題。所以當黏膜系統發生問題時，是非觀就不要太重，不然真的不容易好，我看過太多這種人，很為他們心痛，只要一陷入是非之中就馬上發生過敏。

症狀6

頻尿

頻尿是背部肌肉僵硬的表態，前胸的肌群都悲觀及生氣到十分僵硬，後背的肌群和神經也不可能會好，所以頻尿也正常。

以下則是大腸經，所產生的負面情緒而導致的問題，大致上就是放不開不能掌控的執著，跟自己或別人溝通不良，而使身心廢物沒辦法排除。

症狀7

目黃

和火型的病症一樣，個性上都是急，也都有血濁的問題，火型是要的東西要不到，金型則是丟不掉心中達不到的執著，兩者的意思是一樣的，所以目黃的人都是心急，只是主動和被動的分別罷了。

症狀8

口乾

一肚子的大便排不出來，口會乾也很正常，因為為了要照顧這些廢物，身體就會用掉很多的水分，而且一直溝通都溝通不良，口會乾也正常。

症狀9

喉嚨腫痛

喉嚨會出現問題，一個是被強迫得把要說的話吞下去，一個是不好的東西自己放不掉。要是放不掉不好的東西，那好的東西也就會進不來，就會卡在那裏不上不下，腦袋執著要做，但是身體卻做不來，衝突點就卡在交界的喉嚨上。所以放掉對自己不好、沒有幫助及不快樂的信念十分重要。

症狀10 流鼻水

也是胃經的問題，不同的是胃是外來物的入口，大腸是外來廢物的出口，不好的執著放不掉，自然也會內耗。鼻子也是大腸經的一部分，因為聞到香的東西也會讓大腸蠕動，所以當大腸不好時，鼻子也會比較敏感。和胃經不同的是土行有淋巴代謝就問題，所以鼻內的皮肉會比較薄，金行則只是黏膜系統，所以不會流鼻血。

人生的原則雖然很重要，但是如果失去快樂，人就會活得很辛苦，沒有滋潤，就很像柴契爾夫人一樣，會活得很有意義，但是很像看不到快樂，也會讓自己身心俱疲，不過那是每一個人自己的選擇，在健康的前提下，我覺得都可以。

如果這個原則不能使我們生命更豐富，那就應該把它丟掉，對我們的身、心沒有好處、沒有成長、沒有豐富的原則，只會增加內耗。

當不舒服產生時，除了不執著和擴大的視野來增加包容力之外，也要充滿熱忱且主動的面對生命，才能找到自己的天賦和完成自己的執著，而使人生更豐富。當然，也可以按摩一些部位，讓自己舒服一點。

【按摩減緩金型人缺點】

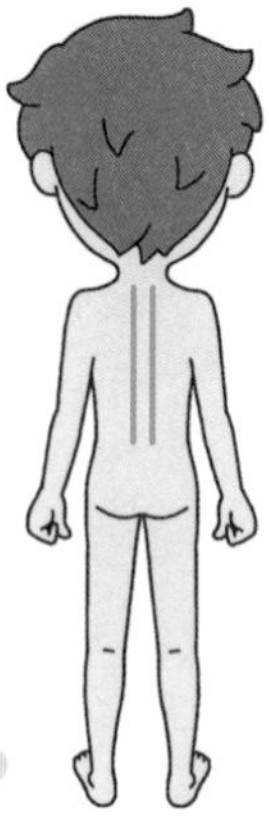

1.

按摩背部脊椎兩邊的肌肉放軟，可放鬆自律神經。

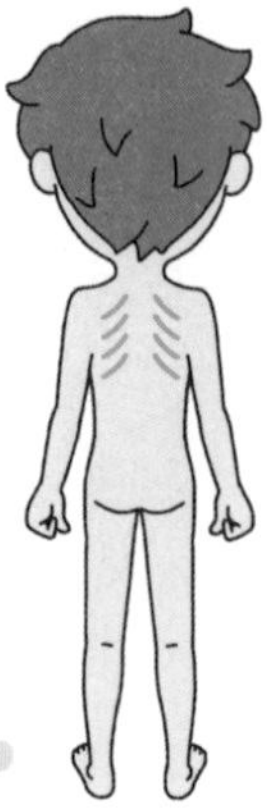

2.

按摩背部所有肋骨縫，可以放鬆心、肺的神經。

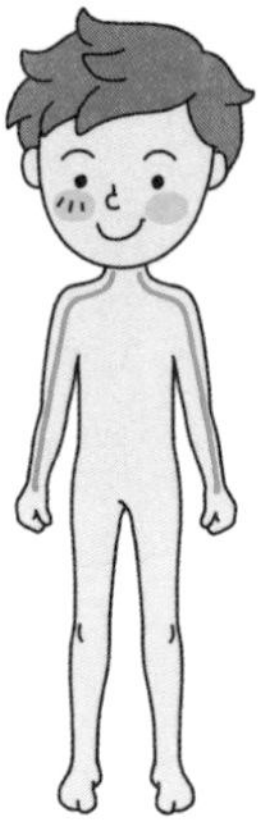

3.

按摩放鬆肩膀和手臂，這會讓心肺功能和消化系統不那麼緊繃。再來就是當我們在用手時，不要出多餘的力，否則不容易放鬆，只是打打電腦、寫寫字，不用整隻手都在出力，做人的誠懇不用放在這上面。

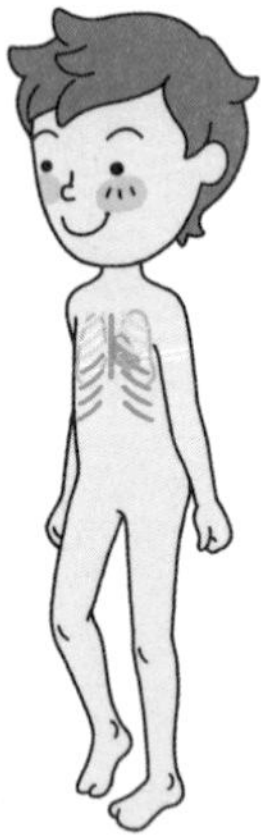

4.

按摩整個胸部的肋骨縫，這會使肺部不會太緊張。

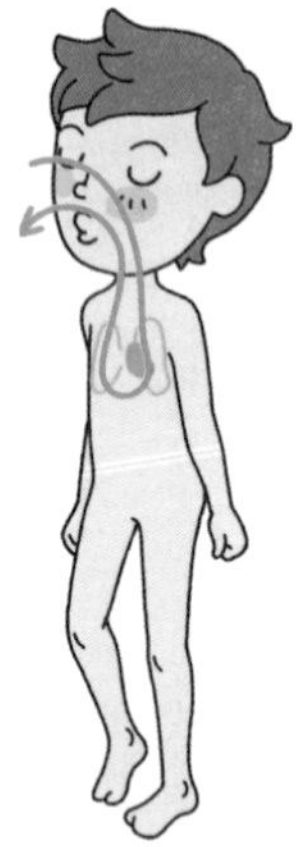

5.

多學學用肺呼吸，不要用肚子呼吸，因為肺已經夠不好了，要讓它活動一下，因為正確肺部深呼吸，可以按摩胸腔和腹腔的所有器官，達到放鬆的作用。當你很會用肺部呼吸後，再學著以肚子呼吸，不然會本末倒置，對身體沒有好處。

Wood

感覺型人格（水型）

感覺型人格是一個人智慧的象徵，有感覺才有直覺，人的反應才會快，而感覺是由神經系統和內分泌系統兩者合成的，好的神經讓我們對所有的事物都有感應和反應，好的內分泌讓我們有創造力，不論是科學家、藝術家、哲學家、音樂家、小說家，都一定有水型的人格。

他們有過人創造力和靈敏的觀察力，而這些獨特的天賦也是他們自己熱愛的專長。世界上偉大的故事都一定和愛情有關，愛帶給人力量，也豐富我們的人生，如果沒有愛，人就沒有活下來的動力，就算沒有所愛的人，也要有所愛的事。而愛總是讓人可以犧牲自己來照顧他人，給人有無窮的力量。所以有愛的人才有力量和信念，當感覺型人格失去感覺時，人就會失去所有的能力，沒有創造力，對所有的事物也不靈敏，也失去豐富人生的能力。

感覺型的人會失去感覺，多半是受到了挫折，讓自己害怕而不敢表現自己。感覺性的人是用的感覺來判斷所有的事，所以主觀意識會非常的強，不太可能做到客觀，感覺型的人都是鬼才，鬼才是不可能客觀的，他們很容易活在自己的世界中，過著自己創造的環境，就很像媽媽們總是在家中會最快樂，也最有安全感，出了家門到了陌生的環境，就這個也怕，那個也不敢，很沒有信心。

如何讓感覺型人格更好

金（正確的理念）→水（用愛與天賦豐富的人生）→木（被愛和自我肯定的生活）

負責感覺型人格的器官是腎和膀胱，腎讓我們堅強、有愛、有骨氣，膀胱讓我們如在任何不同的環境都可以活得很自在。感覺型人格之所以可以活得很出色，是因為他們的主觀可以很肯定、很明確、很有信心的抓住他們的才華，但是他們也很容易活在自己所創造的虛幻之中，以虛假的價值來催眠自己，肯定自己。

所以正確的價值觀對水型的人十分重要，想想那些自殺的藝術家，就是因為他們沒有正確的信念，所以在他們活得時候，就沒有辦法感受到眾人對他的肯定。如果這些鬼才都能夠有陽光正面的人生觀，並走向助人愛人的路，那這個世界就會因為他們的存在而變得更美好，而他們當然也很快樂，只要他們也願意為了正確的路來改變自己的表達方式，其實本質沒有變，他們依舊可以忠於原味的受到大家的肯定。

水型人如果有土型人的優點，他們不但可以將感動傳達給大家知道，包容力更可以豐富和加強水行人的天賦，讓水行人有更豐富的靈感，來發揮自己的天賦。水型人和火型人一樣，都是希望大家可以重視他們的存在，只是水型人是為了表達自己的感性，和火型人是為了完成自己的欲望。

在古代，一個偉大哲學家通常也是一個藝術家，也是一個科學家或數學家，他們的共通點就是不但把自己的天賦傳達出去，也大膽地走入人群，以他們正確的價值觀來包容並接收他們認為所有美好的事物，並用自己的才華來幫助和造福所有的人，讓大家因為他們的存在，而活得更多元、更豐富、更幸福，也更方便。

所以如果感覺型的人可以用愛來包容所有的不同，用愛來累積身、心、靈的豐富，那他就可以看到那些不接受他的人在擔心什麼，也可以包容他們的軟弱，所以老子說：「慈故能勇。」因為水型人是最細心，最有愛心，也最有力量。

當生命的豐富累積到了一個程度，水型人就更有智慧的來面對所有的不同，因為他們柔和，所以不會有衝突，因為他們有愛，所以是真正無私的付出，當他們看到別人因為他們的天賦，可以過得更快樂、更溫暖，他們就會覺得很幸福。

水型人的愛加上土型人的包容，就會變成火型人的陽光，帶給大家動力、溫暖和被愛的感覺。這個天賦不單單只是藝術，也可以是翁山蘇姬的信念、林書豪的球技、德瑞莎修女的愛心、賈伯斯的執著，都是把他們所愛的天賦推出去來照亮大家。

真正好的天賦不是上天在你出生時就給你的，那只是一半而已，你必須把這個天賦發揮出來，並經過人生的淬練和重重的考驗後，這個天賦依舊可以豐富自己和大家的人生，那才是真正的天賦，上天只給你一半，而另一半要靠自己來完成。如果不知道天生自己的天賦是什麼的人，也不錯，因為生命就不會只局限在一個框架中，你可以從豐富的人生經驗中，看到所有東西的優點和缺點，並在其中找到最適合自己和自己也喜歡的天賦，這個天賦它可以禁的起任何的考驗，因為那是你人生經驗的淬練和所愛，不像天生就有的天賦，充滿了陷阱和危險，而且自己也不一定喜歡。但是有天生天賦的人，也儘量學著去接受，因為它才可以發揮自己最完美的能力，創造自己最高的生命價值，在自己喜歡的前提下。

感覺型人格的缺點和疾病

水型人如果沒有金型的特性，就會有木型的缺點，除了沉溺在虛幻中，害怕不熟悉的環境外，人也會變得很固執、強硬，什麼人的話都聽不下去，一點也不會變通，而且半點責任感都沒有，一下這個也可以，一下那個也可以，沒有自己固定的主張，只要當下舒服就好。

如果這種情況發生，就可能產生水剋火的情形，對自己一點信心都沒有，把自己的火，自己發光發熱的能力，滅的乾乾淨淨，也會變得很急躁、愛慕虛榮、不切實際，只要晚輩不如你的意，就會被你好好的修理，而且依舊是活在恐懼之中，一點骨氣都沒有，如果發生了以上情形就來看看以下的病吧！

其病症如下：頭痛、頸痛、目脹、流眼淚、背部脊椎附近的肌肉痛、從腰部到腳踝的關節都會痛、痔瘡、目黃、流鼻涕（血）、（餓又不想吃，站不住、坐不住、也躺不住，就是要動來動去、有莫名的恐懼）、失眠、咳嗽帶血、口熱、舌乾、喉嚨乾痛、心煩、心痛、黃疸、拉肚子、怕冷。

我們先從膀胱經不能適應外來的變化所產生的病痛開始說明：

症狀1
頭痛

和火型的問題一樣，只要我們不喜歡外界的回應，頸部就會痛，而整個背部的問題就是沒有辦法適應外來環境的變化。

症狀2
頭痛

頭痛的原因大致上可分成兩類，一是頭部和頸部的肌肉太僵硬所造成的，另一種是腦內的內分泌快速變化而造成血管大量的收縮造成的。而頭、頸部的僵硬是壓力太造成的，多半來自得不到自己想要的回應。

內分泌變化太大，就女人而言多半有兩個可能，男人則多半只有一個，當女人生理期時，尤由內分泌大量的減少，所以就可能伴隨著頭痛，另一個就是情緒的起伏太大，當負面情緒產生時，不論是生氣、擔心和恐懼，都可能使腦內喚醒類的內分泌迅速上升而導致頭痛，原因也是得不到我們要想的東西，所以只要太在乎事與願違就有可能頭痛。

症狀3
目脹、流眼淚

目脹和流眼淚大部分的原因就是後腦的肌肉太僵硬，而影響到控制睛眼的枕腦神經太緊張所造成的，所以只要肌肉的問題改善，眼睛就會比較舒服，當然也可能是眼睛使用過度。

症狀4

背部脊椎附近的肌肉痛

就是因為身、心的壓力太大，所有的動物在面臨壓力和危險時，都會把背部拱起，目的在保護充內臟比較脆弱的前軀，當然人也不例外，所以當我們長期處於繃緊神經的狀態，背部的肌肉就會很僵硬，僵硬久了自然就會發炎，並產生疼痛。

症狀5

從腰部到腳踝的關節痛

和胃經差不多，只是胃經不好是身體的前面不舒服，膀胱經不好則是身體的後面不舒服，胃經是不能接受外來的事物，膀胱經是無法適應外來的事物，一個是沒有熱忱不會包容，一個是沒有堅定的價值觀所以一直擔心恐懼的逃避。

症狀6

痔瘡

痔瘡是屁股肌肉用力太久造成的，它本身是一個靜脈瘤，因為用力太久，造成靜脈血液無法回流所致，這也是壓力太大所致。所以有痔瘡的朋友，記得屁股沒事不用那麼用力，不要一直覺得如坐針氈，這樣就可以減少痔瘡的產生。再者就是加強腰部和臀部的運動，但是一定要輕鬆的動，如果太用力，則會事倍功半，白費力氣。

症狀7
目黃

在心經、小腸經、心包經、大腸經和胃經上都有這個問題，就是因為血濁造成的，原因是生命力用錯的地方而耗費動力。所以當外來反應及變化是我們不能接受的，不妨把標準降低來減少碰撞，就和打牌一樣，如果牌爛就不要衝牌，不胡總比放槍好。

症狀8
流鼻涕（血）

這個問題在大腸經和胃經就看得到，所以只要我們沒有辦法適應外來變化就會神經緊繃，不能包容與自己的不同就會代謝變差使脂肪過度累積，不能丟掉不好的執著則是黏膜系統有過敏反應，以上三項同時發生，首當其衝的就是鼻子。

以下就是因「沒有骨氣」或沒「有所愛的人」或「沒有愛自己的能力」，造成內分泌不足的病症：

症狀9
餓又不想吃、站不住、坐不住、也躺不住，就是要動來動去，有莫名的恐懼

這些都是內分泌極度不足，身心無法抵抗壓力的表態，這樣人活著也太可憐了，所以有些藝術家常常自殘，那樣或許可以讓他們舒服一點，其實只要強迫自己做對的事，再把自己

的愛心找回來，人就不會這樣子了，不然去信信宗教也可以，宗教有讓人樂觀的能力，不要活得那麼可憐。

症狀10

失眠

失眠不外乎想得太多，不論是正面情緒或負面情緒都一樣。所以只要睡前一直在想事情，那腿黑激素就不會出來，人就會很清醒；再者就是身體僵硬時，也會造成神經亢進，而沒有辦法入眠，多夢或淺眠。

症狀11

咳嗽帶血

這可能性很多，血液可能是肺的，也可能是胃頭的，也可能是氣管，也可能是食道，發生的原因和流鼻血的原因一樣，肌肉、淋巴、黏膜、同時出問題，而使組織外皮變薄，容易破皮流血。但都不是一天可以造成的，救人一定要救心，但麻煩的是他想活，又不肯改變，不肯努力，那麼就不好辦了，會咳血的人還是太悲觀，想要追求完美才會這樣，所以人一定要樂觀，尤其在生病的時候。

症狀12

口熱、舌乾、喉嚨乾痛

這些都是不被瞭解又可望被瞭解的煩燥反應，想要說什麼又什麼都說不出來，一臉很苦的樣子，如果真的那麼苦，就去學學畫畫、唱唱聖歌，心情穩定後再把自己的愛好和信心找出來，日子是可以活得很快樂的。

症狀12

心煩、心痛

和心經、脾經一樣的反應。不能包容別人，自己也不被認同。如果要病好，心中一定要有愛，如果不習慣愛自己，那就愛家人，或愛神明。這個愛是真正打從心裡的愛，不是光嘴巴講的愛，也不是因為害怕而努力付出的愛。真的有愛，胸口就會溫暖，就不會心煩、心痛了。

症狀13

黃疸

黃疸的原因也很多，主要是紅血球死的太多造成的皮膚發黃的反應。從《黃帝內經》來看和害怕的心情有關，因為害怕的壓力，讓紅血球提早老化，而害怕及沒有溫暖的動力就是水型人格的負面表態。

症狀14

拉肚子

肝經和脾經也有這種情形，肝經是沒能力，脾經是不能包容，腎經就是不被瞭解了，這都是因為急著得到外界的認同，但又沒有辦法得到外界的認同所造成的，所以要不就用火行的力量來發光發熱；要不就用金型人的能力來修正自己的觀念；要不就用水型人的愛來包容他人的無知，要主動的改變，不能被動承受，更要大器，不能急。

症狀15 怕冷

怕冷是水型人的通病，因為生命沒有熱忱和溫度，沒有自己的火可以幫自己取暖，所以會怕冷。

當這種不舒服產生時，除了要找回自己的愛來變通和包容，也要有樂觀的心情和堅定的人生觀，這樣內分泌才可以加強我們的能力，讓我們經得起任何的考驗，也擁有豐富美好的人生。因為悲觀和恐懼只會讓身、心越來越差，而且沒有底限。

當然也可以按摩三個地方，讓自己舒服一點。再來是多出去運動一下，千萬不能懶。再把會讓自己身體變差的壞習慣慢慢減少，不要讓虛幻來消耗自己的生命。

【按摩減緩水型人缺點】

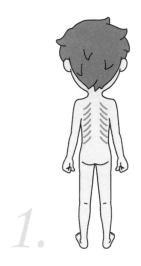

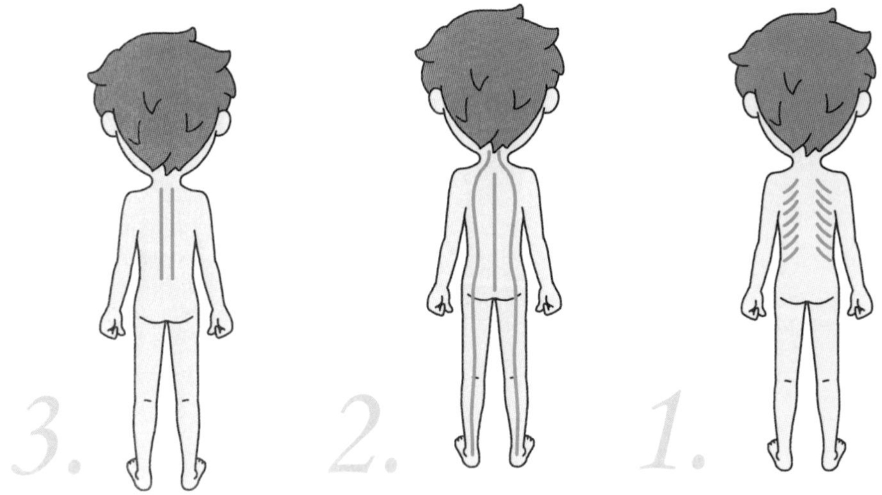

1\. 按摩背部脊椎兩邊的肌肉放軟，可放鬆自律神經。

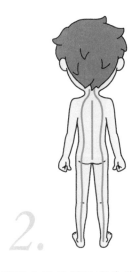

2\. 趴下來時背部最高的地方，從頸部至背部至屁股至大腿至小腿都要放鬆，這會讓背部的神經和肌肉全部放鬆。因為背部是丟棄我們不認同事物的大垃圾桶，所以一定要幫背部放鬆，才能清除心中的垃圾。

3\. 按摩整個背部所有的肋骨縫，可放鬆胸腔內所有器官的神經。

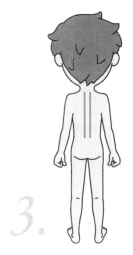

附錄
實際個案分析

為了讓大家更能瞭解如何掌握做出測驗的結果，我加入一些實際案例，幫助大家瞭解比對自己的狀況，以下皆為真實案例，至於名字、性別、年齡，則是祕密。

案例一
（先天木，後天土）

分析 木型人天生不服輸，執行能力很強。有自信的木型人絕對無法忍受別人懷疑他們的能力，不管那些能力木型人在不在行，只要有人提出不同的看法，木型人就會覺得自己的能力被嫌棄了，十分難受。

木型人天生就會主動的展現自己的能力，不喜歡配合他人做一個小配角，尤其是主角的能力不及他，所以木型人天生的包容力和配合度就比較差，能力越好，配合及包容度就會越差，因為他們不想浪費生命在無意義的人事物上，而意義的取決標準就是他們對那些人事物有沒有熱忱，如果沒有熱忱那他們的包容就是

	木型人(能力)	火型人(榮耀)	土型人(包容)	金型人(正義)	水型人(感覺)
先天個性總分	5先天	2	0	2	1
後天個性小計	5	3	11	7	3
特殊分數		1		1	
第10題答案		1			
第29題答案	1		1		
後天個性總分			11主個性	8副個性	
評析	先天5，主個性11，副個性8（後天個性＋特殊分數）				

特殊分數：(5－3)÷2＝1（火型最低加金，水型最低加火）

礙於現實無可奈何的妥協，日子久了胃肯定會出問題，因為他們所造就的成就並不是自己所喜歡的，只是累積越來越多的無奈。

如果要讓胃和新陳代謝變好，要不就是對那些事物產生熱忱，要不就是告訴自己那只是現實生活的妥協，不用把自己的價值觀放進去，只要好好地享受妥協努力後所換得的成果就好了。

現在來談木型的病症，因為木型人是天生執型者，也很會照顧比自己弱勢的族群，有當仁不讓的精神，所以只要碰到自己能力範圍內的，就一定會接下來做，如果碰到的問題不多，那自然可以藉由完成事情，來增加自己的能力和信心，但是如果碰到的事情太多，那就會覺得一天到晚都在幫他人承擔問題，絲毫沒有成長和快樂，那樣就很容易造成全身僵硬和身心俱疲。如果金型人格也很強，那一定很有正義感，常常就會發生路見不平拔刀相助的情況，再加上金型的格性天生的標準就比較高，所以什麼事都會做到高於一般的標準才會放心，因此更會把自己逼的精疲力盡，至古英雄氣短，所以一定要大器一點，如果很累，就不要那麼有正義感。別人的責任，本來就是要他們自己承擔，木行人要的是成長和快樂，承擔力強那只是生命的副屬品，不是生命的主軸，改變價值觀，身體才會好轉。

建議 對事物產生興趣及熱忱（火），這樣會因完成的事產生成就感，也就不會有那麼多的無奈，胃就會好轉（土病除）；或換變自己的價值觀，不要對別人的人生負責，他人的事他們自己承擔（金正則不剋木），這樣才不會把自己逼的身心俱疲（木病除）。

案例二

（先天金，後天金）

分析　金型人天生正義感比較重，好打報不平，對是非對錯看的很重，看所有的事情十分條理分明，不只是看別人，看自己也是一樣，所以當副個性為木時，自己的能力就不容易得到自己的肯定，因為金剋木，在完美的面前是找不到完美的執行者，所以有時會覺得自己無能，力不從心，主要是自己把自己定為在完美上才會如此，所以金型的特質要出來，就一定要加強土型的特質，要讓自己有更多的人生體驗。在這之前先確定自己想要變成什麼樣的人，就多和這一類經驗豐富和成功的人在一起，因為沒有熱忱就沒有成就，他們會讓你瞭解，完美必定建築於豐富多元的人生，而不是理念上的堅持和掌握，多多充實自己的人生經驗，讓自己活在豐富之中，培養自己身、心的

	木型人 (能力)	火型人 (榮耀)	土型人 (包容)	金型人 (正義)	水型人 (感覺)
先天個性總分	0	2	2	4先天	2
後天個性小計	7	5	4	8	5
特殊分數					0.5
第10題答案			1		
第29題答案	1				1
	7副個性			8主個性	
評析	先天4，主個性8，副個性7（後天個性＋特殊分數）				

特殊分數：(5－4)÷2＝0.5（土型最低加水）

成就，這樣自己的人生價值觀才不會狹義，也不會把自己和別人逼的很幸苦，這時你就會瞭解，錯誤才是讓自己變得好的唯一途徑，不斷的修正錯誤才會不斷的接近完美。人生沒有什麼挫折，也就不會有任何經驗，很多年少得志的人，到了中年大多過的很辛苦，因為已經失去修正自己讓自己變得更好的能力。有了以上的閱歷，當你面對人生時就會更有智慧，也能發揮自己的長才，不論外在環境如何變化，你都能掌握正確的人生價值觀，不會被沒有價值的浪潮所波動，還能如魚得水的活出自己的價值和發揮自己的實力，這時你就不再覺得外界的無常把自己逼得神精緊繃、內分泌失調。也會肯定及欣賞自己的能力，不會再被自己無能和無力的擔心逼的身心俱疲，也不會覺得生命只是一直承擔他人的無能，活在不正不義的悲觀中。

建議 瞭解自己要變成的人（火），充實自己（土）才會有寬廣又充滿陽光的價值觀（金），便能更有智慧的面對人生的任何變化（水病除），好好的大顯自己的長才（木病除）。

案例三

（先天金，後天土）

分析 金型人是五行中最有責任心的一型，也最有正義感，土型人則最有承擔力，只要是自己人需要他們，他們便都會承擔下來，再加上金行人擁有一般人認為追求完美的個性，雖然大多數的金型不認為自己追求完美，但是周遭的人都看金型人是完美主義者，原因是金型人心最細，所以看到的關鍵總是比他人清楚。因為他們很有正義感，所以只要是碰到不對或不完善的事，他們就會義不容辭的接手，把一切導引到正軌，但是金型人的特質中有一個點很可能會讓金型人活的不快樂，就是金型人是被動的人生，他們總是等待問題出現而後解決問題，因為看到的東西比較細，雖然是被動

	木型人 (能力)	火型人 (榮耀)	土型人 (包容)	金型人 (正義)	水型人 (感覺)
先天個性總分	3	1	3	4先天	0
後天個性小計	6	2	14	4	4
特殊分數				1	
第10題答案		1			
第29題答案	6				
後天個性總分	6副個性		14主個性		
評析	先天4，主個性14，副個性6（後天個性＋特殊分數）				

特殊分數：(4－2)÷2＝1（火型最低加金）

人生，但是依然可以讓他們忙得不可開交，外人或許看他們得人生很積極、很豐富，其實他們一直處在配合者的立場，比主角還入戲。所以他們完成就都是客觀價值的東西，他們一直在做自己人生的客人，沒有完成自己內心中的主觀價值，儘管他們可能收穫非凡，但是那可能都不是自己內心想要並屬於自己正真的欲望，沒有欲望就沒有真正的動力，也沒有真正的成就，因為那就成就中只有一小部分是自己真正想要的，這樣的人生或許很充實，但是並不一定會快樂，負擔總是大於自己想要的成就，二者加減起來，人生依舊是負成長，沒有正向的充實和快樂，就木型的特性來看，木型代表了生命的成長或茁壯，但是一切不能脫離愛和快樂，如果沒有愛也沒有快樂，就沒有真正的成長，因為那一點也沒有辦法美化人生。人的體力和腦力是木型的範圍，由肝臟來負責，俗話說：「樂此不疲」，快樂就不會累，因為快樂可以加強肝臟的機能，反過來說，如果不快樂又很多事，那自然會使肝臟的機能下降，人就很容易身心俱疲、全身僵硬。當人處於身心俱疲和不快樂的前題下，很多事情有又一直出現，那當然會把自己用的很緊繃，一直在備戰狀態，而造成自己內分泌失調。

建議 為自己下功夫，做自己快樂的事（火），不屬於自己的責任就不要往肩膀上扛，累了就不要再增加了，要學著造就自己的成就（土），別人的責任就讓他們自己去完成，不要慣壞他們依賴的心態（金）。得到自己想到的身心成就，才能正真讓自己的人生更快樂美麗（水病除），不承擔他人的負任，自己快樂的成長（木病除）。

案例四
（先天火，後天金）

分析 火型人是五行中最有動力和活力的，是天生的火車頭，開創性很高，常常會有很多的點子，擁有主動和熱忱的人生，火型人也是最不喜歡配合他人，也不喜歡自己被局限，他們通常不喜歡多想，反正什麼事就是先做再說，所以火型人最不會陷入絕境，因為他們總是能生命旺盛的衝破困境。

火型人最不適合做行政、單調及重複性的工作，這樣會使他們十分暴躁，比較適合開創性的工作、業務；也是很有個人魅力的領導者，可以帶給人方向和溫暖。所以火型人一定要給自己一個主動開創的人生，讓自己可以發光發熱，這才是火行人要的。對火型人而言，

	木型人(能力)	火型人(榮耀)	土型人(包容)	金型人(正義)	水型人(感覺)
先天個性總分	2	3先天	2	1	2
後天個性小計	4	4	8	9	4
特殊分數		2	2	2	
第10題答案		1			
第29題答案	1				1
後天個性總分			10副個性	11主個性	
評析	先天3，主個性9，副個性8				

特殊分數：(8－4)÷2＝2（木型最低則加土，火型最低則加金，水型最低則加火）

感性和能力十分重要，如果一直在做配合和規矩的事，火型人會覺得自己的能力完全沒有辦法發揮，也沒有辦法獲得自己想要的成就，更無法發光發熱，能量多到沒有辦法發揮出來，一直在內心中亂竄，使自己因嚴重的內耗，而身心俱疲。

長時間的壓抑自己，也讓自己的全身十分緊繃僵硬，當全身緊繃太久，自然就會使自律神經和內分泌都失調，人也會變的急燥不安。所以能力的發揮對火型人來說十分重要，沒有能力就沒有辦法散發光芒，但是能力又是來自於感覺，沒有感覺就不會有能力，對什麼事情有感覺，就對什麼事物產生能力，偏偏火型人天生就不容易有感覺，因為他們認為考慮的太多就會失去動力，這在有路可走又可以散發自己的前提下當然行得通，但是在無路可走的時候，就一定要對自己的目標，產生喜愛和觀注，要多去瞭解，有愛有感覺才會產生自然而然源源不絕的能力，而有了能力才可以用自己的光來照亮他人，給他人暖溫與方向，並累積自己的榮耀和成就。

步驟 生活的重點不要放在配合和局限，要讓自己很寬闊（土），發掘自己的感動（水），有了感動就會更有熱忱（水病去），有了熱忱和感動能力就會大大的展現和提升（木強則木病去）。

案例五

（先天水，後天水）

分析　水型人是五行中最感性的一型，所以最有藝術細胞，天生細心，感受能力很好，也十分有愛心。當他們在判斷事物時，也都是以自己的感覺來判斷，感覺對了就什麼都對，感覺不對就什麼都不對，一般的水型人並不強勢，不太會出風頭，喜歡生活的熟悉的環境，但是這個案例有比較特別，金、木、火都很重，所以是少見的強勢行的水型人，極注重自己的能力，也認為自己很有能力，對自己的人生也很有企圖心，又有強烈的正義感，這三項合在一起，更加強了他強勢人生的硬度。

比較不好的是，他是以自己的感覺來判斷所有的事情，看起來很理性，其實很感性，

	木型人 (能力)	火型人 (榮耀)	土型人 (包容)	金型人 (正義)	水型人 (感覺)
先天個性總分	1	0	1	3	5先天
後天個性小計	6	5	2	7	9
特殊分數					1.5
第10題答案		1			
第29題答案					1
後天個性總分				7副個性	10.5主個性
評析	先天3，主個性10.5，副個性7				

特殊分數：(5－2)÷2＝1.5（土型最低則加水）

他的感性只是包了一層理性的皮，再加上能力和強勢做後盾，那會使他個性上比較固執，很容易和他人產生碰撞，不論對方是什麼人，都很難改變他的立場，吃軟不吃硬，因為感性的人只能去感動他，比較沒有辦法說服他，他要的是感覺。由於這個案的問題出現在水，就代表此人內分泌比較失調，或神經比較緊繃，亦即代表此人無法很好地適應外來的變化，一直把讓自己處於戰備狀態來守住自己的強勢，再加上正義感又重，也很在乎自己的能力受到肯定，這樣活得真的很辛苦。其實生活是可以輕鬆過、快樂過的，就是要增加生命的厚度，不要把自己逼的那麼緊，要學會包容和大器，這樣人生才會充滿了各種不同的滋味，有了厚度，就會有不同的價值觀，因為我們接受了生命中多元化的富豐，所以也能看更多正面及美好的面象，如果一直只看得到不好，那人生就會越來越不好，也變得十分乏味，要學著看到好的一面，這樣自己才會越來越好，而累積變好的能力，不要把自己或別人鎖定在一個框架中，誰逾矩就把他教訓一頓，在這個草木皆兵的氣氛中，內分泌和神經系統是不可能好的。水行人要的，就是用自己的愛和天賦來豐富自己和大家的人生，這於取決於好的價值觀，而好的價值觀又取決於多彩多姿的豐富人生。

步驟 要有陽光的人生觀，就是相信生命的本質是溫暖的（火），這樣才能造就自己有變好的能力，來增加成就的厚度與豐富（土），有了豐富的人生，才會有大器的人生觀（金），對所有事物的始末就可以看的清清楚楚，自然可以無入而不自得（水病去），豐富自己和大家的生活。

後記——結論

靈魂不健康，身體就會不健康，快樂的靈魂，才會有健康的身體。

能力型人格的人有膽識面對外在世界，並找到一個最能展現能力的舞台，得到大家和自己的認同，像大哥一樣照顧大家，看到所有人優點，啟發他人發揮特質，更能彰顯能力和專長，帶頭去做有意義的事。榮耀型人格的人發光發熱，並從他人的回應中強大自己的信念，得到發揮自我價值的快樂，且能收放自己的能力和熱忱，不會和不認同的人碰撞，懂得休息是為了走更長遠的路，且總是像爸爸一樣讓跟隨的人覺得光明、有方向、也很溫暖，用愛和天分讓自己大放異彩。

成就型人格的人不斷的吸收外來的事物，來累積身、心、靈的成就，學著把比較不好的舊思維放掉，讓自己的身、心一直補充新鮮又健康的事物，成為自己身體的一部分，讓自己的身、心愈來愈好，而且也把這經驗傳授給有熱忱的人，就像爺爺包容家人一樣寬大，主動的散播自己的能力，這樣會使自己更有成就。正義型人格的人不斷的修正自己，愈來愈接近完美，從豐富的人生中找到生命的定律，看到所有東西的美好，並把他（它）們找出來，放在他（它）們最能發光發熱的位置，讓世界更多元、更美好，就像家中的大姊，總是看得到大家的優點，能給大家最好的建議，也要有主動和愛的人生觀，這樣才能活出生命的執著，也更突顯自己的價值。

感覺型人格的人找到自己愛的自己、愛的才能、愛的人、事、物，來強化自己的能力，豐富自己的人生，就像媽媽一樣，讓大家有被愛的感覺，因為愛而更有力量，人生也更豐富，也要懂的包容和造就不同的事物，這樣會讓我們的視野更寬廣，讓我們的天賦和愛心得到更多有善的回應。就缺點上來看，能力型的人如果沒有智慧就沒有能力，變得不合群、自大，愛面子，失去包容心。當沒有智慧、好強則傷肝、膽↓當與外界碰撞受傷後傷胰臟、心、小腸↓當能力不足又好面子，也得不到大家的認同則傷淋巴系統、胃。

榮耀型的人如沒有能力，就會變得沒有實力又愛現、沒有包容力，對所有的事都疑神疑鬼，讓自己活得很黯淡，處處吃苦。當能力不足又愛現傷心、小腸、胰臟↓當得不到自己想要的成果傷淋巴系統、胃↓當他人不順著你的意傷肺、大腸。成就型的人如沒有熱忱，就無法得到身、心、靈成就，會變得固執、憤世嫉俗、自私、不公正、做事沒有重點，且也會變得笨拙，做事找不到頭緒。當得到的東西不是自己想要的就會傷淋巴系統、胃↓當外界的事物不合乎我們的價值觀傷肺、大腸↓當受了委屈而開始排斥大部分和不具體的事物傷當內分泌、自律神經。

正義型的人如不會包容，就無法公正評論，會變得笨拙、反應慢、自我逃避、不合群，看什麼都有錯、不順眼，無理也不饒人，還覺得自己很倒霉，直到無妄之災，當包容度下降傷肺、大腸↓當無法改變失序情況傷內分泌、自律神經↓當自己的標準太高傷肝、膽。感覺型的人如果沒有光明正確的原則，就會沉溺於自我痛苦中，無法展現自己的天分，變得固執、沒有信心又愚蠢，生命沒動力，一天到晚生病，當生命失去正面及光明的方向傷內分泌、自律神經↓當沒有智慧導致自己的感情沒有辦法傳達出去則傷肝、膽↓當擔心害怕面對生命則傷心、小腸、胰臟。

面對這些個性所產生的疾病，所以我們一定不能失去母的優點，不然就無法好好的展現自己天分，最後只能累積一身是病。希望大家看完這本書，可以少看一些醫生，讓我們的身、心、靈都可以找到豐富又美滿的路。

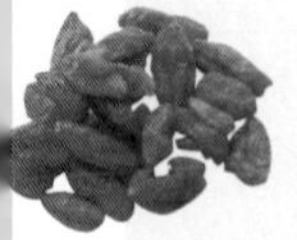

營養滿點休息站

紅 棗

紅棗營養成分十分豐富，含有大量的醣類，具有較強的補養作用，能提高人體免疫功能；具有補虛益氣、養血安神、健脾和胃等功效，是很好的保健營養品。其富含人體代謝的必需物質，對於增加體能、消除身體疲勞，預防心血管疾病有很好的緩解效果。果實含有蛋白質、脂肪及多種礦物質元素，如：鈣、磷、鐵等。又有人將它稱為「鮮活的維生素C丸」， 經證實紅棗可以保護肝臟、鎮靜安神、抗過敏等功效。近來中國黃河灘上的有機栽培棗樹，品種純正，顆粒大且味道香甜。

枸 杞

枸杞富含甜菜鹼、多醣、粗蛋白、粗脂肪、核黃素、胡蘿蔔素、抗壞血酸、鈣、磷、鐵、鋅等營養素；其中，維生素C、β-胡蘿蔔素含量也高。枸杞具有補腎益精、潤肺止咳的功效，能增強免疫力、保護肝臟、消除疲勞、抗衰老，常食用可強身健體、美膚養顏。但脾胃虛弱而有寒痰、拉肚子的人忌服。在中國青康藏高原地區的完熟大枸杞，果實飽滿且氣味香濃，是很好的選擇。

黃 耆

黃耆能增強免疫功能，對於免疫複合體導致的組織損傷有一定的效果。具有抗菌作用、保護肝臟、利尿、降血壓、抗衰老，增強心肌收縮能力；富含醣類，可促進細胞組織對病毒誘生干擾素，防止病毒產生；增強細胞代謝作用，使細胞生長旺盛，幫助傷口癒合。

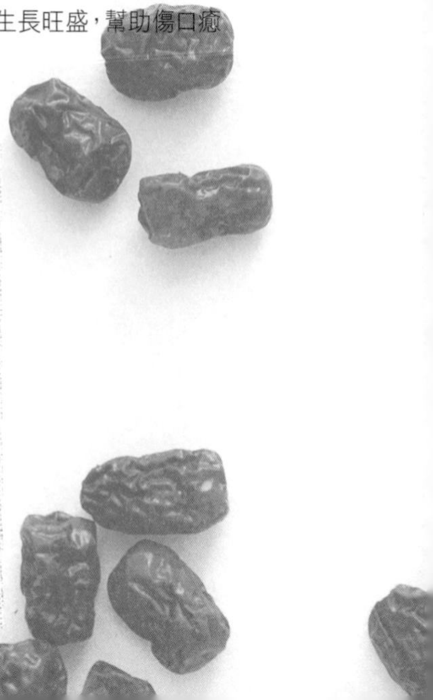

有機漢方養氣茶

材料

紅棗適量、枸杞適量、黃耆適量

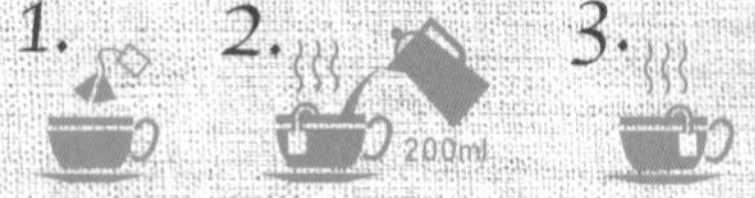

作法

1.將三種茶品放置茶杯中。

2.以200毫升滾燙的開水沖入。

3.靜待4至5分鐘即可取汁飲用。

養沛讀者特惠區

為了感謝您購買養沛文化館之《打造不生病的好個性》一書，

只要你詳細填寫背面問卷並寄（至2012年6月10日止，以郵戳為憑）

雅書堂文化事業有限公司

養沛文化館五行人格小組收

地址：220新北市板橋區板新路206號3樓

即可參加「即測即評，算出你的健康狀態」

活動時間：2013年4月15日至6月10日，每週一至週日。

活動辦法：填妥p25至p45測驗，將表格答案統計如在下表，填妥回函寄回，

我們即在6月10日前每週抽出五名，請張名欽老師為您評析身體狀況，

並以e-mail通知評析結果（請務必詳填回函基本資料。）

	木行人 (能力)	火行人 (榮耀)	土行人 (包容)	金行人 (正義)	水行人 (感覺)
先天個性總分	■	■	■	■	■
後天個性小計	■	■	■	■	■
特殊分數	■	■	■	■	■
第10題答案	■	■	■	■	■
第29題答案	■	■	■	■	■
後天個性總分					
評析					

■為必填

備註：測驗未填完全即無法完成評析。

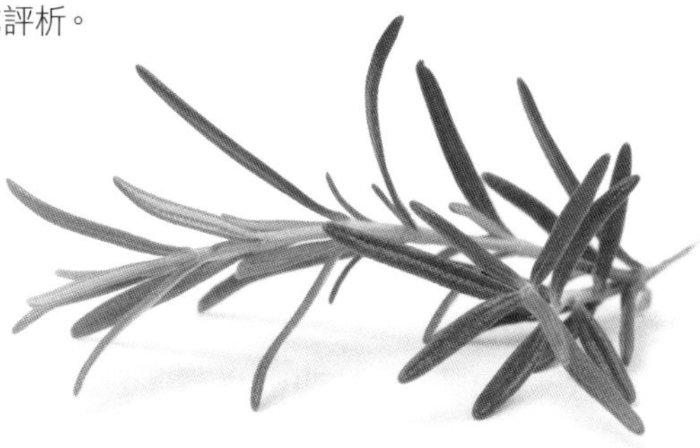

回函卡

我購買了《打造不生病的好個性》

您的資料

姓　名：

性　別：□男 □女　年齡　　生　日：　　年　　月　　日

電　話：

手　機：

Email：

地　址：□□□□□　　縣市　　鄉鎮市區　　路街　　段

巷　　弄　　號　　樓

1.您從何處購買此書：

□書店，哪一家　　□量販店，哪一家

□書展，哪個書展　　□郵購，哪裡

□網路，哪一網站　　□其他

2您從何處得知本書的出版？

□書店，哪一家　　□報紙，哪一家

□書訊，哪一本　　□廣播，哪一電台及節目

□電視，哪一電視台及節目　　□網路，哪一網站

□朋友推薦　　□其他

3.您購買本書最吸引人之處為何？

□作者知名度　□出版社品牌　□內容豐富實用　□印製精美

□版面編排大方易讀　□價格實在　□工作需要　□生活需要　□其他

5.您經常購買哪類的書籍？（可複選）

□心靈勵志類　□健康養生類　□宗教信仰類　□親子教養類　□兩性溝通類

□人生哲學類　□心理類　□哲學類　□其他

6.請推薦個人最喜歡的養生書作者

7.您希望我們未來出版何種主題的養生書籍？

8.您曾購買的養生書籍有哪些？（請舉3至5本）

9.您想免費索取養沛書訊嗎？□需要　□不需要

10.您認為本書上有哪些需改進之處，請給我們建議。感謝您！